DU

SOUFFLE CARDIAQUE

MORBILLEUX

PAR

H. BALLAND

DOCTEUR EN MÉDECINE DE LA FACULTÉ DE PARIS

PARIS

ALPHONSE DERENNE

52, Boulevard Saint-Michel, 52

1880

DU

SOUFFLE CARDIAQUE

MORBILLEUX

PAR

H. BALLAND

DOCTEUR EN MÉDECINE DE LA FACULTÉ DE PARIS

PARIS

ALPHONSE DERENNE

52, Boulevard Saint-Michel, 52

1880

A LA MÉMOIRE DE MA MÈRE

A MON PÈRE

A MES PARENTS

A MES AMIS

A M. PARROT

MON PRÉSIDENT DE THÈSE

Professeur de clinique des maladies des enfants.

Hommage respectueux de son ancien élève.

DU

SOUFFLE CARDIAQUE MORBILLEUX

PROLÉGOMÈNES

§ 1 — Dès l'origine de l'auscultation et des nombreuses découvertes qui en sont résultées, son illustre inventeur avait reconnu que les bruits de souffles intracardiaques pouvaient être divisés en deux classes bien distinctes, les uns coïncidant avec une lésion organique du cœur ; les autres paraissant exister sans altérations morphologiques appréciables du centre circulatoire. Si, dans la suite, Laënnec émit une opinion nouvelle sur leur interprétation, et voulut rejeter ceux de la première catégorie, son ancienne manière de voir reprit bientôt crédit dans l'esprit des observateurs éclairés par les progrès de l'anatomie pathologique.

Néanmoins un fait important se dégageait de cette erreur même du génie qui avait alors à constituer l'auscultation tout entière, à savoir la fréquence des bruits de souffles qui ont été appelés inorganiques. C'est qu'en effet les lésions organiques du cœur ne reconnaissent pour causes ordinaires qu'un nombre fort limité d'affections, tandis que

les souffles inorganiques, au contraire, se présentent dans
des maladies nombreuses comme espèces et fréquentes in-
dividuellement. A cet égard on peut les diviser en deux
ordres qui servent à désigner deux ordres de souffles : ce
sont les anémies et les maladies fébriles qui donnent lieu :
1° *aux souffles anémiques* ; 2° *aux souffles fébriles*.

« Or, dit M. le professeur Parrot (1), l'état fébrile
non lié à une pyrexie n'a que très exceptionnellement la
propriété de produire un bruit de souffle cardiaque. On sait
par exemple que l'auscultation la plus minutieuse n'en peut
faire découvrir ni dans la péritonite, ni dans la méningite
et que dans la pneumonie on en constate rarement. »

Donc l'état de pyrexie est une cause spéciale de souffle,
ce qui est assez indiqué du reste par la fréquence de ce
symptôme dans ces maladies et par sa persistance quelque
temps encore après la chute de la fièvre. Nous pouvons
par conséquent subdiviser les souffles fébriles en deux genres : ceux qui sont dus à la fièvre simplement et ceux qui
sont engendrés par les pyrexies. Ces derniers se classeront
naturellement en espèces correspondant aux maladies géné-
ratrices, ainsi que cela a été fait du reste pour les autres
symptômes tels que les éruptions, par exemple, qui ont
reçu les noms de morbilleuses, scarlatineuses, varioliques,
etc. Nous aurons de même les souffles morbilleux, scarlatineux, variolique, etc. et nous sommes ainsi amenés en présence d'un groupe encore peu étudié de bruits cardiaques
anormaux perçus sous formes de souffles, c'est-à-dire de
symptômes communs à plusieurs maladies différentes mais

1. Dict. encycl. des sc. médic. 1° série T. XVIII. p. 112

qui doit cependant varier de l'une à l'autre par son origine et sa signification (1).

Du reste la nature des souffles inorganiques se trouve établie par le tableau suivant qui résume leurs traits les plus saillants, au point de vue de leur étiologie (2).

Souffles cardiaques inorganiques			
apyrétiques	I Anémiques.	Anémie.	Chlorose.
	II Nerveux.	Hystérie.	Hypochondrie.
pyrétiques	III Fébriles.	Pneumonie etc.....	
	IV Pyrexiques.	Morbilleux. Variolique. Scarlatineux. Typhique. etc.....	

Ainsi se trouve défini par la place même qu'il occupe dans cette classification le symptôme qui fait le sujet de notre travail. Il était intéressant d'étudier ce phénomène commun aux pyrexies, de voir comment il se comporte dans chacune d'elles, de savoir quelle en est la signification, en un mot d'en fixer la séméiologie. C'est ce que nous avons essayé de faire pour la rougeole, d'après le conseil qui nous a été donné par M. le professeur Parrot, et c'est dans son service de clinique des maladies des enfants que nos re-

1. C'est du moins ce que tend à démontrer l'anatomie pathologique.

2. A côté des souffles pyrexiques nous devons placer les souffles d'origine nerveuse dont nous exposons les analogies plus loin. C'est pourquoi nous les faisons figurer dans le tableau (V. page 41).

cherches ont été faites. Mais non content d: nous laisser glaner après lui dans son champ d'étude qu'il cultive avec tant de soin, l'éminent professeur a mis à notre disposition un grand nombre d'observations tirées de sa riche collection, ce qui nous a permis de donner à la partie statistique de notre thèse une plus grande certitude. Nous ne saurions donc mieux faire, au début de ce travail, que de lui exprimer toute notre gratitude ; en consentant ainsi à livrer le fruit de ses labeurs, c'est assez montrer combien est justifiée la sympathie que toujours il a su inspirer à ses élèves.

§ 2. — *L'historique* du souffle morbilleux se confond avec celui des souffles fébriles en général dans lesquels il a été compris jusqu'à présent. Ce serait donc sortir des limites de notre sujet et par conséquent augmenter inutilement l'étendue de ce travail que de reproduire ce qui a été dit sur ces phénomènes. M. Parrot, dans son mémoire publié dans les Archives générales de médecine en 1866 sur le souffle anémique, donne des exemples de souffles pyrexiques à la suite de sa description et leur assigne le même mécanisme tout en leur reconnaissant une autre pathogénie. C'est sur ce dernier point que la sagacité et les recherches des observateurs se sont concentrées pour donner lieu à des explications et à des théories variées. Nous renvoyons donc aux mémoires et articles du savant professeur (1) où les opinions émises sur ce sujet sont discutées et réfutées avec une autorité que nous ne saurions avoir en

1. *Parrot*. Archives générales de médecine et Diction. enclyclop. des sciences médic. Art. *Cœur*, sa pathologie générale p. 411-412 et 413.

pareille matière. Les arguments qu'il a donnés ont une incontestable supériorité sur les hypothèses avancées par ces auteurs, attendu qu'ils reposent sur une triple base : l'anatomie, la physiologie et la pathologie.

Mais ces faits ne se rattachent qu'indirectement à notre thèse par suite du point de vue plus général auquel ils ont été étudiés. Quant à la rougeole en particulier le souffle qu'elle occasionne n'y a point été examiné d'une manière spéciale et les traités ou monographies contemporains n'en font pas mention même à titre de généralité.

Depuis longtemps cependant, M. Parrot faisait dans son service le relevé de tous les cas de rougeole qui présentaient un bruit anormal au cœur. es observations n'avaient pas été publiées et c'est grâce à lui que nous avons pu en avoir assez (environ 600) pour établir avec une suffisante exactitude les points pour lesquels les chiffres sont nécessaires.

§ 3. — *La division* que nous avons apportée dans notre sujet est très simple. C'est le programme commun à tous ces genres d'exposition. Nous avons cherché à remplir le plus exactement possible les cadres que nous avons tracés. Mais un auteur ne saurait arriver, surtout en médecine, à épuiser son sujet du premier coup. D'autres pourront combler les lacunes que nous reconnaissons bien subsister encore, ou rectifier les erreurs qu'une généralisation trop hâtive fait habituellement commettre.

En premier lieu vient la description du symptôme tel qu'il apparaît à l'observateur ou *sémiographie* qui nous amènera à parler : 1° de ses caractères ; 2° de son évolution ; 3° de ses rapports avec les phénomènes concomitants ; 4° des analogies qu'il présente, soit avec d'autres phénomènes morbilleux, soit avec le phénomène similaire des autres pyrexies (*souffle scarlatineux, varioleux,* etc.).

Après cette première partie, d'observation pure, nous dirons quelques mots sur la pathogénie. Mais ici nous serons bref vu la difficulté du sujet, et notre peu d'expérience dans ces questions.

Lorsque nous aurons exposé ainsi le côté scientifique de l'objet de cette thèse, nous aborderons l'art proprement dit, c'est-à-dire l'application des connaissances acquises au *diagnostic,* au *pronostic et* aux *indications thérapeutiques.*

Les subdivisions que chacun de ces chapitres comporte seront indiquées au fur et à mesure de leur exposition.

PREMIÈRE PARTIE

SÉMIOGRAPHIE

En voyant la rougeole se révéler surtout par des troubles vasculaires et leurs conséquences, il était naturel de rechercher quelle pouvait être la participation du centre circulatoire dans ce complexus pathologique, participation d'autant plus vraisemblable qu'elle pouvait se produire soit primitivement comme l'éruption, soit consécutivement aux troubles trophiques amenés par la maladie.

Si donc on ausculte avec soin, dès le début, le cœur de tous les malades atteints de rougeole on ne tardera pas à constater chez un grand nombre d'entre eux l'existence d'un bruit de souffle présentant des caractères constants, et des caractères variables.

Les premiers tiennent à la nature même du symptôme tandis que les autres sont subordonnés au malade et dépendent par conséquent du terrain sur lequel ils évoluent.

Toutefois nous suivrons, dans cette description, un ordre différent et nous nous conformerons à l'usage adopté en pareille circonstance en reproduisant en quelque sorte la marche de l'esprit dans la recherche des phénomènes cliniques.

I. — CARACTÈRES DU SOUFFLE MORBILLEUX

§ 1. *Rapports avec les bruits normaux.* — Le premier point à élucider en auscultation cardiaque est évidemment de savoir à quel temps de la révolution du cœur se produit un phénomène anormal.

C'est au *premier bruit* que le souffle morbilleux se fait entendre et ses rapports avec ce phénomène physiologique se conservent les mêmes pendant toute la durée de son existence. Il ne le précède jamais et débute avec lui en le couvrant plus ou moins suivant son intensité. Souvent il ne dure pas plus que ce bruit lui-même qui alors est simplement soufflant au lieu de faire entendre son choc bien connu. Mais comme ce choc, d'après la physiologie, résulte de la production simultanée de plusieurs éléments sonores, si le souffle qui nous occupe est dû seulement à la transformation de l'un de ces éléments constitutifs du premier bruit, on devra toujours entendre ce dernier auquel le souffle est simplement surajouté. C'est ce qui a lieu en effet. Néanmoins il faut tenir compte de l'état fébrile, qui à lui seul suffit pour rendre le premier bruit du cœur moins net et souvent très sourd. Une fois seulement nous avons trouvé ce premier bruit complètement remplacé par le souffle et il a repris ses caractères peu à peu avec la convalescence (observation XIV).

Le *second bruit* cardiaque est toujours intact, et ne présente avec le souffle que des rapports de voisinage si l'on peut ainsi parler. En effet lorsque le souffle est assez prolongé pour aller jusqu'au bruit sigmoïdien on entend qu'il est nettement interrompu par lui. Non-seulement il ne le modifie pas (du moins directement) mais encore il n'arrive pas souvent jusqu'à lui.

Nous verrons au chapitre qui traite de la pathogénie la cause de ces rapports et l'explication en sera très simple.

En résumé et pour nous conformer à la terminologie adoptée c'est un souffle systolique, c'est-à-dire coïncidant avec la contraction des ventricules.

§ 2. *Rapport avec le silence correspondant.* — Ce que nous venons de dire fait voir que le souffle merbilleux présente des variations considérables dans sa prolongation. Il est en effet plus ou moins long suivant les individus et varie chez le même sujet aux différentes périodes de la maladie.

Souvent bref et de courte durée, il semble parfois être limité au premier bruit seulement. Mais ordinairement il se prolonge davantage. Il occupe alors une partie du petit silence ou se prolonge jusqu'au deuxième bruit cardiaque. Dans ce dernier cas il est interrompu nettement par le claquement sigmoïdien.

Lorsque les battements du cœur sont très précipités et par suite les silences très courts, il est difficile d'apprécier le phénomène. Mais quelquefois il arrive que les pulsations deviennent extraordinairement ralenties (observat. VIII et X) et permettent d'observer facilement. Ce fait se produit surtout au moment où la température revient au zéro physiologique.

Nous avons eu l'occasion d'observer une nourrice atteinte

de rougeole et de variole simultanément. Le souffle s'étendait manifestement du premier au second bruit cardiaque. Les deux maladies ont, du reste, été très bénignes.

Mais généralement le souffle morbilleux n'occupe que la première partie du silence, et s'il est assez prolongé pour atteindre le deuxième bruit, ce n'est que dans les premiers jours de la maladie. Il va en diminuant peu à peu de longueur jusqu'à disparition complète. Toutefois même lorsqu'il devient à peine perceptible à l'oreille, il peut présenter encore une certaine durée, et l'on ne saurait dire s'il disparaît par un raccourcissement progressif ou par la diminution seule de son intensité.

On voit encore qu'à ce point de vue, le souffle morbilleux ne se distingue pas des souffles organiques. On dit habituellement que les souffles inorganiques sont brefs et couvrent seulement le premier bruit du cœur. D'après nos observations ces cas seraient des exceptions et non la règle.

Ce souffle n'empiète jamais sur le grand silence et se trouve toujours compris entre le premier bruit et le deuxième. La raison en sera facile à comprendre lorsque nous en aurons exposé le mécanisme.

Nous terminerons cette question des rapports entre le bruit anormal et les diverses phases de la révolution cardiaque en disant que le souffle morbilleux, ainsi que tous les autres souffles inorganiques n'en offre jamais d'autres. Ce fait joint à ce que nous allons dire sur son siège peut souvent servir à son diagnostic et dans tous les cas doit y faire penser, vu la fréquence moindre des souffles organiques au même temps et au même siège.

Nous allons voir en effet que les autres caractères ont

peu de valeur à eux seuls pour faire distinguer ces deux ordres de phénomènes morbides.

§ 3. *Foyer.* — Après avoir considéré le souffle dans ses rapports avec le temps si nous cherchons à déterminer ses relations avec l'espace, nous trouvons également une fixité remarquable dans le siège de son maximum d'intensité. Du reste il est ordinairement très limité et se propage rarement au delà du point où on l'étend. C'est près du sternum qu'il faut le chercher, et au niveau du quatrième espace intercostal gauche. Ce siège est important à noter, comme on le verra, au point de vue de la localisation du bruit pathologique. Chez l'enfant on le trouve souvent à l'union du rebord cartilagineux de la poitrine avec le sternum. Lorsqu'il est d'intensité moyenne ou légère on cesse de l'entendre aussitôt que l'oreille s'éloigne de ce foyer. On entend encore distinctement les bruits normaux, mais plus le souffle. S'il est très fort, on le perçoit sur une surface plus ou moins étendue, et l'on peut constater qu'il se propage obliquement en haut et à droite vers la partie interne de la clavicule de ce côté.

Cette irradiation nous servira également à localiser ce souffle en l'absence de signes plus directs et plus positifs.

Les conséquences de ces deux faits sont faciles à concevoir. Ils montrent en effet qu'il s'agit d'un souffle se passant : 1° à la base du cœur ; 2° dans le cœur droit.

§ 4. *Intensité.* — A. L'intensité initiale varie à deux points de vue différents : *(a)* suivant les sujets, *(b)* suivant les instants du silence qu'il occupe.

Contrairement à ce que l'on pourrait croire, étant donné qu'il s'agit d'un souffle inorganique il peut acquérir une très grande intensité. Du reste même alors qu'il est produit par une lésion valvulaire, on peut voir l'intensité du souffle révélateur, varier dans des limites fort étendues sans que l'altération organique soit proportionnelle à cette intensité. Et même, d'après MM. Potain et Rendu (1), lorsque la lésion arrive à un degré extrême le souffle diminue ou cesse de se faire entendre. Notons en particulier le passage suivant des mêmes auteurs (2).

« De même l'insuffisance valvulaire peut demeurer silencieuse quand elle est commençante ou très légère. Par la suite le souffle qu'elle produit s'accroît progressivement avec les dimensions du pertuis anormal mais il diminue aussi passé un certain degré, lequel, il est vrai, doit être considérable. Il se peut même qu'il disparaisse tout à fait. »

Sur 55 observations de M. Parrot (année 1876) où le souffle a été noté au point de vue de son intensité nous trouvons :

Souffles légers. 16
Souffles de moyenne intensité 27
Souffles intenses. 12

Comme dans tous les phénomènes naturels, depuis les cas les plus légers jusqu'aux plus prononcés on trouve tous les intermédiaires.

Si maintenant nous considérons le souffle dans les divers

1. Dict. encyclop. des sc. médic. tit. cœur, pathologie (p.501 et 510).
2. *Loco citato* p. 510.

instants de sa production, nous trouvons deux variétés principales, que l'on ne peut bien constater que s'il est assez prolongé. Dans la première série viennent se ranger ceux qui conservent la même force depuis le premier bruit cardiaque jusqu'à la cessation du bruit anormal, ou même jusqu'au claquement sigmoïdien lorsqu'il l'atteint. Dans la deuxième nous mettrons tous les souffles qui vont en diminuant à partir du choc cardiaque et cessent d'être entendus par suite de la diminution progressive de l'intensité. Les observations IX et XIV montrent des exemples des uns et des autres.

B. Aux périodes ultérieures de la maladie, le souffle morbilleux présente des modifications dans son intensité et cela toujours dans le même sens. Jamais on ne voit ce phénomène commencer faiblement et augmenter avec le temps. C'est au début qu'il acquiert son maximum qui peut persister pendant un temps variable mais il diminue bientôt peu à peu jusqu'à disparition complète. Il peut éprouver parfois une légère recrudescence, occasionnée probablement par les variations si faciles de l'activité cardiaque, mais elle est toujours momentanée et de faible importance. Nous l'avons surtout constatée à la suite des efforts de toux qui ont en effet une influence considérable sur la circulation, comme chacun peut l'observer. Cette diminution progressive dans la force du souffle morbilleux est des plus faciles à suivre lorsque son intensité était considérable au début. Quelquefois elle surpasse celle du murmure respiratoire, qui peut alors servir de point de comparaison.

§ 5. — Le *timbre* présente moins de variétés. Il est

presque toujours doux comme on le constate habituellement dans l'anémie et les fièvres en général. Néanmoins dans les observations de M. Parrot et dans celles que nous donnons, il nous a été possible de trouver un certain nombre de cas où le souffle a été noté comme rude.

Dans un cas de M. Parrot et dans un des nôtres il présente le caractère dit de piaulement. L'autopsie du premier sujet n'a révélé aucune lésion valvulaire, ce qui prouve une fois de plus que l'intensité et le timbre d'un souffle cardiaque ne sauraient donner la mesure ni le degré de l'altération organique.

On voit, par ces exemples, que les souffles inorganiques peuvent avoir les mêmes caractères que les autres, et que ce n'est point là qu'il faut en chercher le diagnostic différentiel.

§ 6. *Fréquence.* — Bien que les sujets observés aient présenté des cas les plus disparates, comme gravité, âge, etc., on ne peut cependant méconnaître une certaine loi présidant à la fréquence du souffle morbilleux. Nous l'avons observé chez le tout petit enfant, comme chez l'adulte, dans les rougeoles les plus bénignes, comme dans les plus graves, et dans les plus simples comme dans les plus compliquées. L'influence nosologique est évidemment incontestable, aussi la *fréquence absolue* est-elle assez considérable. Sur 116 observations d'une année prises dans le service de M. Parrot, et dans lesquelles la présence ou l'absence du souffle a été constatée et notée avec soin, par le professeur lui-même, on le voit exister 56 fois. C'est donc une proportion d'environ 48 pour cent, c'est-à-dire que ce bruit anormal existe dans près de la moitié des cas indistinctement.

Mais il est des circonstances dans lesquelles il se produit de préférence et il devient nécessaire d'indiquer la *fréquence relative*.

1° *Age*. — Nous trouvons en effet que dans la première année de la vie, il est d'une rareté assez grande puisqu'on ne l'a entendu que dans un cas sur six. Dans la cinquième année au contraire, nous en trouvons douze sur quinze, soit quatre sur cinq.

Pour mieux faire saisir la manière dont cette fréquence augmente et à quel âge elle s'arrête pour diminuer ensuite, nous avons dressé le tableau suivant qui est très significatif à cet égard.

Age	Nombre de sujets	Souffles	Pas de souffle	Rapports
1re année............	7	1	6	14 0/0
2e année............	18	4	14	22 0/0
3e année............	23	8	15	36 0/0
4e année............	21	9	12	43 0/0
5e année............	15	12	3	80 0/0
6e année............	14	8	6	57 0/0
7e année............	10	4	6	40 0/0
8e année............	3	3	»	100 0/0

Cette statistique nous montre que la fréquence relative à l'âge augmente régulièrement jusqu'à la 6e année. Nous n'avons pas été au-delà de la 8e, vu le manque de sujets, mais on voit déjà par la rareté des malades à cet âge que la proportionnalité ne peut plus être établie avec rigueur. A ne voir que la quantité absolue on pourrait croire que cette fréquence diminue dès la 5e année, mais cela tient à la diminution du nombre des malades. Il était nécessaire de faire le rapport avec un nombre fixe, soit 100, puisque c'est l'habitude, et l'on voit que les chiffres restent encore assez élevés. Si ces chiffres ne sont pas assez nombreux pour donner la mesure exacte de la fréquence, du moins ils montrent la tendance du phénomène.

2° *Sexe*. — Sur les 56 cas de souffle indiqués, nous trouvons 32 garçons et 24 filles. Mais ici il faut encore faire la proportion sur 100, car si la rougeole était plus fréquente chez le sexe masculin cette différence n'aurait rien d'intéressant. C'est ce qui a lieu en effet. Tandis que le chiffre total des garçons est de 63, celui des filles est de 53. D'où l'on déduit la proportion suivante :

Garçons . . . .   50 %.
Filles . . . .   45 %

On voit donc que les nombres ne sont pas proportionnels. Toutefois la différence est peu marquée.

3° *Mortalité*. — Cette fréquence relative était assez importante à établir pour savoir si le souffle morbilleux peut avoir une valeur pronostique. Le tableau suivant nous servira à déterminer les proportions.

	Pas de souffle	Souffles	Total
Morts...............	22	19	41
Guérisons	38	37	75
Total...............	60	56	116

Constatons d'abord la presque égalité des nombres dans les deux premières colonnes verticales, c'est-à-dire que soit dans les morts, soit dans les guérisons, la proportionnalité suit la même loi que dans la totalité des rougeoles. Le souffle existe dans presque la moitié des cas.

Mais si nous prenons tous les cas de souffles ensemble et si nous cherchons combien il y a de décès parmi eux nous en trouvons 19 sur 56, c'est-à-dire 1 sur 3 puisque 3 fois 19 font 57.

De même les cas où l'absence de souffle a été constatée étant au nombre de 60, nous présentent 22 morts, soit environ 1 sur 3 aussi.

Donc la mort a eu lieu dans le 1/3 des cas, aussi bien chez les malades qui ont présenté un souffle que chez ceux qui n'en ont pas présenté.

En résumé que la rougeole soit grave ou qu'elle soit bénigne le souffle morbilleux offre la même tendance à se montrer. Il ne subit pas l'influence du sexe, mais l'âge le favorise manifestement.

II. — ÉVOLUTION.

Dans ce chapitre nous avons à étudier comment se comporte le souffle morbilleux dans les différentes phases de la maladie qui l'a engendré, quelles relations il y a entre lui et l'évolution de cette maladie elle même et la manière dont il commence et finit.

C'est une des plus importantes parties de son histoire et une des moins connues aussi. C'est en effet par sa marche qu'il se distingue surtout des souffles organiques, étant donné ce que nous avons dit à propos de quelques-uns de ses caractères. Mais il y a ici plus qu'un intérêt de curiosité scientifique. Nous verrons que souvent c'est par elle seule que se fera le diagnostic. Nous allons donc entrer dans quelques détails, et pour mettre de l'ordre dans cette exposition, nous suivrons le plan indiqué par le petit tableau synoptique suivant :

$$\text{Évolution} \begin{cases} \text{Apparition.} \\ \text{Marche} \begin{cases} \text{Permanence.} \\ \text{Modifications chronologiques.} \\ \text{Durée.} \end{cases} \\ \text{Terminaison.} \end{cases}$$

Nous prendrons pour points de repère deux phénomènes constants de la rougeole, à savoir l'*éruption* comme état local, et la *température* comme phénomène général. Ce sont en effet les moins variables et les plus faciles à constater et à apprécier pour observer la marche de la maladie elle-même.

Nous avons suivi avec soin le souffle morbilleux depuis le moment où il a été possible de l'observer jusqu'à sa terminaison et c'est le résultat le plus net de nos observations que nous allons consigner ici.

§ 1. *Apparition.* — Pour observer le phénomène à son début il importait de voir les malades le plus tôt possible. L'hospice des Enfants assistés constitue à cet égard un lieu très favorable. La rougeole et les maladies graves étant pour ainsi dire en permanence dans cet établissement, les enfants sont amenés à l'infirmerie dès qu'ils présentent quelque symptôme d'un état anormal. Souvent même en ce qui concerne la rougeole, le diagnostic est fait pendant les prodromes et les petits malades sont placés dans la salle qui leur est spécialement affectée avant la période d'éruption, qui d'ailleurs se montre le soir ou le lendemain. De nos recherches, confirmées par ce que nous avons vu dans les observations de M. le professeur Parrot, découlent deux faits principaux que nous allons étudier maintenant.

A. — C'est en premier lieu la précocité du phénomène sitôt que nous avons eu le malade sous les yeux. L'éruption est à son début, et encore est-ce par le siège des premières taches autour du lobule de l'oreille que l'on peut affirmer le diagnostic et déjà le souffle cardiaque est très manifeste. Dans les observations du service de M. Parrot pendant l'année 1876 nous n'en avons trouvé que deux dans lesquelles le souffle qui avait manqué le premier jour a été entendu le second. Dans toutes les autres, il est noté dès le jour où le malade est examiné. Cette précocité qui en fait un phénomène tout à fait initial, porte naturellement à penser qu'il devance en réalité l'éruption. On admettra difficilement qu'un fait aussi fréquent que celui-là prenne naissance juste le jour où l'on observe le malade. Une telle coïncidence serait fort singulière, à moins d'admettre qu'il est intimement lié à l'éruption. Nous verrons plus tard que c'est en effet un phénomène analogue, et pour M. le professeur Parrot le désordre cardiaque ne serait que la conséquence immédiate du trouble vasculaire (1). Mais outre que l'éruption elle-même ne se montre pas sur toute la surface du corps à la fois, mais bien successivement en plusieurs jours, les cas observés où le souffle existait alors

1. V. Archives de médecine 1866 t. II p. 154-155.

que cette éruption était douteuse démontrent certainement qu'il faut le placer parmi les prodromes de la maladie plutôt que parmi les symptômes d'invasion. On conçoit dès lors toute l'importance de ce fait au point de vue du diagnostic de la rougeole au début.

Le souffle morbilleux est en outre aussi intense dès son origine, qu'il le sera plus tard. S'il est faible il restera faible mais n'augmentera pas. Nous avons déjà vu en parlant de ses caractères les variations qu'il subissait dans son intensité aux diverses périodes de la maladie. Si donc elle atteint son maximum de si bonne heure, c'est une raison de plus pour croire que le phénomène doit être antérieur à l'éruption morbilleuse.

Les observations I, II et III nous montrent des exemples très nets de cette précocité.

B. — Un second point intéressant à noter est le suivant : si au début d'une rougeole on n'a point constaté de souffle cardiaque, on peut affirmer presque à coup sûr qu'il n'apparaîtra pas dans la suite.

Ce fait confirme le précédent à savoir que c'est bien un phénomène initial qui reçoit son impulsion *ab principio*, et si cette impulsion manque il ne se produit pas dans le courant de la maladie quelle que soit son évolution ultérieure.

Parmi les observations de M. Parrot recueillies depuis 1868 nous en trouvons cinq où le souffle n'a été constaté que du second au quatrième jour, mais dans deux seulement il a été noté comme absent le premier jour et observé le lendemain. Dans les autres il n'en était pas fait mention.

Des deux faits que nous venons d'examiner nous pouvons

— 25 —

déduire les conséquences suivantes : le souffle morbilleux n'est pas sous la dépendance des phénomènes concomitants de la rougeole (catarrhe bronchique, éruption, etc.) ni avec les complications de cette maladie (broncho-pneumonie, diphthérie) mais dépend probablement de la manière dont l'organisme réagit au moment de la contamination même. S'il en était autrement on ne voit pas bien pourquoi il refuserait de paraître dès que l'éruption est commencée.

On voit en outre qu'il ne saurait être rattaché à la débilitation, ni à l'anémie consécutives à la maladie, car elles n'ont pas encore eu le temps de se produire, et le phénomène se montrerait plus tardivement. Nous n'avons rencontré qu'une observation de ce genre parmi toutes celles que nous avons parcourues. Le souffle dont l'absence avait été constatée n'est apparu que le onzième jour ; mais il s'agissait d'une rougeole anormale et compliquée vers ce moment d'anasarque, de pneumonie, etc.

§ 2. *Marche.* — Depuis son début jusqu'à sa terminaison, le souffle morbilleux suit une marche assez régulière, toujours la même, au moins dans la grande majorité des cas. Trois points étaient à examiner : est-il continu ou intermittent ? Quelles modifications ses caractères éprouvent-ils dans le cours de la maladie ? Et combien de temps dure-t-il ?

A. *Permanence.* — Il s'agit bien entendu d'une permanence relative et non définitive. Comme il est indépendant d'une lésion organique persistante, on aurait pu s'attendre à le voir cesser, puis reparaître alternativement, comme cela s'observe dans la plupart des troubles fonctionnels simples.

Il n'en est rien. Pendant toute sa durée il reste permanent et continu, il ne cesse jamais de se faire entendre. Dans une de nos observations l'intensité avait tellement diminué pendant quelque temps, qu'on aurait pu croire à une disparition momentanée. Mais en mettant le malade dans une position favorable et en suivant les préceptes que nous avons indiqués au diagnostic, on pouvait toujours le retrouver. Cependant il serait très possible que des observations ultérieures vinssent démontrer la réalité de la disparition et réapparition successive du phénomène. La pathogénie que nous avons adoptée ne s'y opposerait pas et en rendrait au contraire parfaitement compte. En attendant nous admettrons que ce seraient des exceptions qui jusqu'à présent n'ont pas encore été observées (1).

B. *Modifications chronologiques des caractères.* — Nous avons déjà parlé des changements subis par l'intensité. Nous avons vu que le maximnm était au début puis, qu'elle allait en diminuant peu à peu jusqu'à disparition complète.

Le timbre persiste plus longtemps avec son caractère. Lorsqu'il est rude par exemple, il reste tel tant que l'on entend suffisamment le souffle. Ce n'est que lorsqu'il est très affaibli qu'il devient plus doux.

Ordinairement le souffle morbilleux se prolonge de moins en moins pendant le silence cardiaque, mais comme son intensité diminue en même temps, il cesse souvent tout en

1. Cependant si, comme nous l'admettons, le souffle morbilleux est produit par un mécanisme de même ordre que l'éruption, il serait aussi difficile d'en comprendre la réapparition que celle de l'éruption elle-même.

conservant une certaine longueur. Quelquefois c'est en devenant de plus en plus court qu'il disparaît.

Dans tous les cas il ne reprend jamais les caractères qu'il avait au début et l'on n'observe jamais de recrudescence véritable.

Il suit donc une marche régressive comme la maladie elle-même ; toutefois cette régression est beaucoup plus régulière et plus rapide. Nous verrons lorsque nous le comparerons aux autres symptômes de la rougeole qu'il ne suit pas la même marche qu'eux et paraît évoluer isolément, comme s'il n'était lié à aucun d'eux.

C. *Durée.* — Cette question comportait deux points différents savoir : la durée relative à la révolution cardiaque, et la durée relative à celle de la rougeole elle-même. Le premier point a été traité sous ce titre : rapport avec le silence correspondant, à la page 13.

Quant à la durée rapportée à celle de la maladie elle varie dans des limites assez étendues. D'ailleurs, les divers phénomènes de la rougeole eux-mêmes ne cessent pas tous à la même époque et il est bien difficile de dire à quel moment la maladie est terminée. Si nous comptons par journées, à partir du début de l'éruption, nous voyons des cas où le souffle cesse dès le lendemain malgré la persistance de la fièvre, de l'éruption et de tous les autres symptômes. Mais ordinairement il dure davantage.

Si nous prenons la température comme point de comparaison, nous voyons que, dans les rougeoles simples et non compliquées, il cesse presque toujours deux ou trois jours après la chute de la fièvre. Quelquefois c'est la fièvre qui dure plus longtemps que le souffle, mais c'est exceptionnel.

du moins lorsque la rougeole est normale. Il arrive souvent en effet que la fièvre morbilleuse, si l'on peut ainsi parler, se continue par une autre fièvre due aux complications si fréquentes. On conçoit dès lors que le souffle ait cessé d'exister alors que la température reste élevée, puisque c'est une fièvre simple qui évolue désormais. Or nous avons dit, d'après M. Parrot, que l'état fébrile seul donne rarement lieu à un souffle cardiaque. Dans une observation du savant professeur nous voyons un souffle avec une température de 40° le premier jour, et qui disparaît le deuxième malgré une hyperthermie de 40°, 4, c'est-à-dire supérieure à celle de la veille. Aucune complication n'existait à ce moment.

En résumé lorsque la rougeole est simple, le souffle qu'elle produit cesse quelquefois avant la fièvre, mais le plus souvent il disparaît deux à quatre jours après elle.

Relativement à l'éruption il est impossible de dire quelque chose de précis. Tantôt elle cesse avant le souffle, tantôt elle lui survit. Mais les traces sont parfois tellement traînantes que le véritable point de repère serait plutôt le moment où elle commence manifestement à pâlir. On voit souvent ces deux phénomènes diminuer d'intensité ensemble, mais leur disparition complète ne paraît pas concorder. La différence de structure entre le système vasculaire et le cœur, surtout au point de vue musculaire, rend parfaitement compte de cette discordance, même en supposant que les deux phénomènes sont dus à la même cause, et produits par le même mécanisme.

§ 3. — *Terminaison.* — Ce qui nous reste à dire à ce

sujet a déjà été exposé incidemment dans les chapitres précédents. Nous n'avons donc qu'à le résumer en quelques mots. Quelquefois le souffle disparaît rapidement du jour au lendemain.

Mais ce n'est pas la règle. Ordinairement comme on peut le voir dans nos observations, il diminue peu à peu d'intensité et de longueur, puis un beau jour on ne l'entend plus. Cette disparition s'effectue dans les vingt-quatre heures. La veille on l'entendait encore distinctement, et le lendemain il a cessé tout à fait. Cette terminaison se fait donc assez rapidement.

Quelquefois, on peut constater après sa disparition, qu'il existe encore en puissance, c'est-à-dire que les conditions de sa production existant encore, il peut réapparaître sous l'influence de certaines causes occasionnelles. Nous avons en effet vu plusieurs fois, pendant que nous auscultions, des efforts de toux raviver le phénomène, mais seulement pendant quelques pulsations. Le lendemain, la cessation était définitive.

III. — RAPPORTS AVEC LES PHÉNOMÈNES CONCOMITANTS

Parmi les nombreux phénomènes que la rougeole est susceptible de présenter, quelques-uns paraissent avoir des relations manifestes avec le souffle cardiaque, d'autres au contraire en sont complètement indépendants.

§ 1. *Température.* — C'est le premier point à examiner puisque le souffle morbilleux est classé par les auteurs, au nombre des souffles fébriles. Voyons donc quels rapports il y a entre lui et l'hyperthermie.

Au début il est impossible de faire cette confrontation attendu qu'on ne voit jamais les malades à ce moment. On ne saurait donc dire si le souffle précède ou suit l'augmentation de la température.

Mais pendant l'évolution et au moment de la défervescence, il est facile de comparer les deux phénomènes et voici ce que nous avons constaté en nous plaçant à quatre points de vue différents.

A. *Températures élevées.* — Si le souffle morbilleux a quelque affinité avec la fièvre on doit le trouver plus fréquemment parmi les rougeoles où le maximum thermique est très élevé. Il n'en est rien. Nous avons vu des malades ayant 40 et 41 degrés de chaleur, qui ne présentaient pas de souffle. Avec les observations de M. Parrot nous avons pu faire une petite statistique des températures supérieures à 40°, et nous avons pu voir que les cas où le souffle manquait étaient les plus nombreux. Voici les chiffres :

> Rougeole, avec souffle : 17 où 45 0/0.
> Rougeoles sans souffle : 21 — 55 0/0.

Tous les autres cas de souffle, soit 39, présentaient une température inférieure à 89,5 c'est-à-dire que sur 100 cas de souffle il y en a 30 avec une température très élevée, et 70 avec une fièvre modérée.

Parmi les quelques cas où le souffle est apparu tardivement, la fièvre n'avait cependant pas augmenté ; dans l'un au contraire, de 40°,8 qu'elle était le premier jour, elle était descendue à 38,8, c'est-à-dire de deux degrés,

le jour où le souffle s'est fait entendre (Son absence ayant été
constatée la veille et la guérison avait lieu le quatrième jour).

B. *Recrudescence de la fièvre.* — Plusieurs fois nous
avons eu l'occasion d'observer une reprise de la fièvre chez
des malades qui avaient présenté un bruit de souffle, lequel
avait disparu, ainsi que la fièvre. Les sujets de ces observations offraient donc la susceptibilité morbide particulière
à ce phénomène. Or, même chez ces individus prédisposés
et déjà plus ou moins affaiblis par la maladie, le souffle
cardiaque n'est point reparu avec le retour de la fièvre.

Mais il y a mieux. Nous trouvons dans les observations
de M. Parrot un cas de rechute fort remarquable, dont
nous résumons l'histoire au point de vue qui nous occupe.

Dates.	T. R.	
23 nov.	37°,8.	— Éruption morbilleuse. *Souffle cardiaque.*
24 —	38°.	
25 —	39°.	
26 —	39°.	— L'éruption a pâli. L'enfant semble mieux et mange.
27 —	40°,8.	— Éruption extrêmement confluente. *Rien au cœur.*
28 —	38°,2.	
29 —	38°,0.	
1 déc.		
2 —	39°.	
3 —	40°.	— Toux croupale. Obstacle laryngé. Rougeole ecchymotique.
4 —	40°.	
5 —	41°.	
6 —		— Dyspnée. Trachéobronchite. Mort.

Ce fait est intéressant à double titre. D'abord le premier

jour la température est presque normale, et l'on constate un souffle cardiaque. Puis au cinquième jour survient une élévation considérable de la fièvre qui dépasse 40°, et l'auscultation du cœur fait reconnaître l'absence de souffle.

Cependant l'une de nos observations personnelles, la treizième, nous montre un souffle qui était disparu avec la fièvre, et qui a reparu avec elle dans la suite.

C. *Persistance du souffle après la fièvre*. — Dans une autre série de faits les plus nombreux, nous voyons le souffle exister sans fièvre. Ainsi dans notre observation XIV qui probablement comme celle que nous venons de donner, a été commencée lors de la rémission qui précède l'exanthème, nous trouvons un souffle avec une température normale.

Mais c'est surtout après la chute de la fièvre que ce fait est fréquent. On peut voir dans les observations II, V et VI que le souffle persistait alors que la température était normale et cela depuis plusieurs jours. Il est à croire que c'est ordinairement de cette manière que les choses se passent lorsque la rougeole est normale.

D. *Disparition du souffle pendant la fièvre*. — Enfin une dernière série de faits nous montre que souvent le souffle disparaît alors que la fièvre morbilleuse persiste encore. Nous en avons trouvé plusieurs exemples dans les observations de M. Parrot. Mais ici on doit faire la distinction que nous avons déjà établie à propos de la fièvre due aux complications. Il arrive souvent que l'élévation de température due à la pyrexie cesse d'abord, puis se trouve remplacée par la fièvre due à une complication, laquelle n'a point de tendance à engendrer un souffle cardiaque.

Mais quelquefois la transition de l'une à l'autre se fait sans intervalle apyrexique.

Observation (Parrot).

Octobre   T. R.
22 — 40°   Éruption confluente. *Léger souffle* cardiaque au premier temps à la base,
23 — 40°,4 *Rien* au cœur aujourd'hui.
24 — 39°,8
25 — 39°   Mort.

Cet exemple nous montre un sujet prédisposé au souffle puisqu'il en présente un le premier jour, et le second jour où la température est encore plus élevée, ce souffle disparaît.

De tous ces faits nous pouvons conclure que si la fièvre favorise le souffle cardiaque, elle n'en est pas la cause efficiente.

§ 2. *Éruption*. — Ce point était intéressant à élucider attendu que ces deux phénomènes sont de même nature, l'un étant à l'œil ce que l'autre est à l'oreille. Mais nous avons cherché en vain une relation de fréquence ou de caractères entre eux. Qu'elle soit confluente ou discrète, ecchymotique ou non, passagère ou durable, le souffle n'en existe ou n'en manque pas moins dans les unes ou dans les autres conditions. Nous n'avons trouvé que le rapport chronologique sur lequel nous avons longuement insisté à savoir que le souffle précède toujours l'éruption. Pour saisir des rapports plus nombreux, il faudrait un plus grand nombre d'observations poursuivies dans ce but spécial.

§ 3. *Pouls artériel.* — Dans nos observations se trouvent plusieurs cas dans lesquels le rhythme cardiaque a subi des perturbations assez curieuses. Les unes, comme la IV° par exemple, nous montrent une discordance complète entre le chiffre du pouls et celui de la température ; c'est ainsi que dans le cas cité, on peut voir une température normale depuis plusieurs jours avec un état général des plus satisfaisants, et cependant l'enfant sort, guéri, avec un pouls bien plus élevé qu'au moment de la période fébrile (observ. X).

Dans d'autres cas nous avons constaté des inégalités très grandes et même des intermittences des pulsations (obs. VIII) causées par un défaut complet de la systole cardiaque.

Mais ce qui nous a surtout frappé et qui paraît assez fréquent, c'est qu'au moment de la défervescence, le pouls descend à un minimum parfois bien au-dessous de la normale pour remonter ensuite à son chiffre ordinaire.

Nous donnons ci-contre des courbes extraites de nos observations (v. aussi l'obs. VI).

Dans les deux premières le pouls et tombé à 60 et à 52 pulsations par minute, chiffre certainement au-dessous de la normale pour des enfants de cet âge.

Dans les deux autres, bien qu'il ne soit pas descendu aussi bas, on le voit cependant remonter après avoir atteint ce minimum et néanmoins la guérison était parfaite, la rougeole ayant été très bénigne.

Nous avons cherché à savoir si ces perturbations se produisaient aussi chez les malades qui n'avaient pas présenté de souffle. Nous ne les avons pas constatées, mais il

Elle représente quatre courbes du pouls accompagnées chacune d'une courbe thermique.

On y voit facilement leur parallélisme réciproque. Mais tandis que celles de la température restent normales, celles du pouls qui étaient descendues au-dessous du minimum physiologique, remontent pour l'atteindre.

Les deux courbes supérieures du pouls sont remarquables par leur abaissement considérable.

Les lignes horizontales pointillées représentent le demi-degré. Les 37° et 40° degrés sont marqués en lignes plus larges pour servir de points de repères.

faudrait un grand nombre d'observations pour être sûr d'avoir évité une série exceptionnelle.

D'autres fois les battements devenaient par instants très précipités, puis reprenaient leur rhythme, et cela recommençait plusieurs fois par minute. C'était en un mot de véritables palpitations.

Ce que nous avons à retenir de ces faits, peu néanmoins se formuler ainsi : la rougeole, indépendamment de la fièvre à laquelle elle donne lieu, exerce sur le rhythme cardiaque des modifications particulières résultant probablement d'un trouble dans l'innervation du cœur.

Nous utiliserons cette donnée pour confirmer la théorie du souffle morbilleux lui-même.

§ 4. *Pouls veineux.* — C'est un des phénomènes les plus importants au point de vue du sujet que nous traitons. Il a en effet avec le souffle cardiaque des rapports de premier ordre, puisqu'il suffit à lui seul à en donner l'explication.

Il existe fréquemment, et on le trouverait plus souvent encore si l'on pouvait examiner directement la jugulaire interne. Malheureusement la jugulaire externe, de petit calibre ne constitue qu'une voie détournée par le sang qui reflue du cœur dans les gros troncs veineux de la poitrine. En outre chez l'enfant, cette veine est agitée par des mouvements multiples qui gênent l'observation. Mais en appliquant la pulpe du doigt sur l'origine de la veine on voit manifestement les pulsations augmenter à chaque systole, tandis que si on la comprime à la partie inférieure, on les fait cesser. Dans certains cas, le vaisseau ne présentait

qu'un seul battement isochrone au pouls, et constitué par
une véritable dilatation.

Ce phénomène du pouls veineux, encore controversé,
est intimement lié, comme nous l'avons dit, au souffle
morbilleux. S'il manque souvent, il ne faut pas pour cela
nier cette relation mais incriminer les relations anatomiques
qui rendent plus difficile sa production dans la jugulaire externe (1).

On en trouvera des exemples dans les observations III,
IV, V, VI, VII et VIII. Nous n'avons donné que les cas
les plus nets, et nous avons laissé de côté ceux qui nous
paraissaient douteux.

§ 5. *Souffles vasculaires.* — Dans presque tous les cas
nous avons trouvé dans les vaisseaux du cou un bruit de
diable très manifeste. Nous devions nous y attendre, car
dans le classique traité d'auscultation de MM. Barth et
Roger nous trouvons cette phrase : « Il coïncide souvent
avec un souffle au premier bruit du cœur » (2). On trouve
également au même chapitre une note destinée à confirmer
les rapports qui existent entre ce souffle et l'état de l'innervation. Retenons ce fait qui servira pour étayer notre théorie.

M. le professeur Parrot a étudié spécialement le souffle
vasculaire dans un mémoire publié dans les archives générales de médecine en 1867. Il divise les murmures veineux
en deux sortes comme cela est admis, et leur attribue la
même origine et le même mécanisme. Il les considère

1. Parrot, Archive gén. de. méd. 1866. p. 113 T. II.
2. Page 501 neuvième édition.

comme des phénomènes physiologiques et dit que leur absence est ordinairement le fait de la vieillesse ou d'une maladie.

Nous avons cru remarquer, que lorsqu'ils étaient accompagnés de souffle morbilleux ils étaient beaucoup plus accentués que d'habitude, et qu'ils diminuaient d'intensité lorsque le souffle cardiaque était disparu.

§ 6. *Phénomènes nerveux.* — Nous n'avons trouvé dans nos recherches qu'un seul cas de troubles nerveux. Il s'agissait d'une incontinence, nocturne seulement, des matières fécales et de l'urine, chez un enfant de 7 ans. Cette incontinence n'existait pas avant sa maladie, si toutefois il faut se fier à son dire.

Mais les troubles de l'innervation qu'il nous importait le plus de connaître, à notre point de vue, ont été exposés, lorsque nous avons parlé du *pouls artériel.* Les palpitations, les intermittences, le ralentissement, que nous avons observés, ne sont pas autre chose que des troubles fonctionnels de l'appareil nerveux du cœur.

§ 7. *Complications.* — On peut dire que l'existence du souffle n'est pas liée aux complications de la rougeole puisqu'il débute avant leur apparition. Mais elles pouvaient le modifier dans son évolution, ou bien être influencées par lui. Nos observations ne nous permettent pas d'être affirmatif à cet égard. Dans la VII° le souffle est allé en diminuant et il était sur le point de cesser, lorsque la diphthérie est survenue et a emporté le malade.

Une question plus utile à résoudre serait de savoir si

l'existence préalable du souffle prédispose aux complications, ou les rend plus graves. Il y a là un cadre à remplir, mais avec des observations plus nombreuses que les nôtres. Il ne serait pas étonnant en effet que l'état morbide qui détermine le souffle, et les troubles circulatoires qui résultent de ce dernier, retentissent sur d'autres points de l'économie.

IV. — *Analogies.*

Comme la plupart des phénomènes de la nature, le souffle morbilleux n'est pas isolé dans le domaine de la pathologie. Il présente des affinités avec d'autres de même espèce et avec lesquels il forme un groupe plus ou moins naturel. A ce point de vue ces phénomènes peuvent se classer en deux séries bien distinctes. En premier lieu vient celle des phénomènes similaires dans les autres maladies, et en second lieu les phénomènes analogues dans la rougeole même. Nous allons les passer rapidement en revue, car il faudrait que ces faits fussent décrits à leur tour avant d'en faire la sémiographie comparée.

§ 1. *Du souffle inorganique dans les autres maladies.* — Sans sortir du point de vue purement symptomatique auquel nous nous sommes placé jusqu'à présent, nous devons établir quelques subdivisions, qui par leur désignation même font voir les similitudes et les différences. Au point de vue pathogénique la distinction est encore plus profonde.

A. *Autres pyrexies.* — C'est avec le souffle qu'on trouve dans ces maladies que celui de la rougeole a le plus d'affinités. Pour M. Parrot leur nature est identique.

Dans la *variole* où nous avons eu l'occasion de l'observer, il nous a paru offrir les mêmes caractères que dans la rougeole. Mais on sait que cette maladie s'accompagne souvent d'altérations diverses du myocarde.

La *scarlatine* est celle de toutes les fièvres éruptives où l'on observe les complications inflammatoires les plus nombreuses et les plus graves. Il y aurait donc lieu dans ce cas, de faire le diagnostic différentiel entre le souffle pyrexique et les souffles organiques qui pourraient se produire.

Mais c'est surtout dans la *fièvre typhoïde* que ces altérations du cœur ont été notées. Nous mentionnerons à ce sujet une récente communication à la Société de Médecine de Paris (1) par M. le Dr Duboué, tendant à démontrer que l'action primordiale du poison typhique porte sur le système musculaire, y compris le cœur, en y produisant des troubles nutritifs qui amènent une diminution de contractilité.

Dans toutes ces maladies, le souffle cardiaque a présenté les mêmes caractères que celui de la rougeole. On peut facilement le vérifier d'après les observations du mémoire de M. Parrot. La cause seule en diffère, mais le mécanisme en est le même ainsi que le siège.

B. *Anémie et chlorose.* — Ici encore, bien qu'il s'agisse d'un souffle de longue durée, il n'y a pas d'autre différence que dans l'étiologie. On ne trouve pas de lésions

1. Séance du 10 juillet 1880.

comme daus les pyrexies, mais une débilité fonctionnelle de tout l'organisme, dont le cœur reçoit fatalement le contre-coup.

Le rhumatisme, d'après M. Parrot, produirait le souffle cardiaque, par l'anémie rapide dans laquelle il plonge le malade.

C. *Maladies inflammatoires*. — Nous avons vu d'après M. Parrot combien était rare le souffle cardiaque dans les fièvres autres que celles occasionnées par les pyrexies. Ce fait semblerait indiquer que le nom de souffle fébrile est impropre.

Nous l'avons observé une fois chez une enfant de 7 ans, atteinte de pneumonie et soignée dans le service de M. Parrot.

La rareté du phénomène dans ces cas, empêche de connaître ce qu'il présente de particulier.

D. *Souffle d'origine nerveuse*. — Bien que difficile à interpréter, ce bruit anormal n'en est pas moins réel. « On le trouve, disent MM. Barth et Roger (1), dans d'autres cas où son existence ne saurait être rattachée d'une manière certaine, ni à une lésion matérielle de l'instrument (le cœur), ni à une altération du fluide, dans l'hypochondrie, par exemple, et dans l'hystérie, et l'on a été conduit, à défaut d'autre interprétation plus rationnelle, à l'attribuer à un trouble dans l'action nerveuse du centre circulatoire. »

Pour M. Parrot (2), ce souffle cardiaque d'origine nerveuse, serait sous la dépendance de l'anémie qui accompagne presque toujours ces maladies.

1. *Traité d'auscultation*, 9e édition, p. 390 et 391.
2. *Mémoire cité*.

Nous croyons que ce phénomène a une très grande analogie avec le souffle morbilleux. Nous verrons que la rougeole est susceptible de modifier considérablement l'innervation du cœur, et que ce trouble fonctionnel contribue, pour une certaine part, à la production du souffle.

L'anémie, elle-même, n'est pas sans influence sur le système nerveux du cœur, puisque les palpitations en sont le symptôme ordinaire.

Retenons donc ce fait qu'une névrose peut, à elle seule, déterminer un souffle inorganique, et que c'est probablement par l'intermédiaire du système nerveux que les autres maladies déterminent des souffles inorganiques concurremment avec les troubles nutritifs survenus dans les fibres musculaires du cœur.

§ 2. *Phénomènes morbilleux analogues au souffle cardiaque.* — Mais le souffle morbilleux n'a pas seulement son analogue dans les autres maladies. Parmi les phénomènes de la rougeole elle-même, on en trouve dont la nature est identique.

Mais pour traiter ce sujet, il faudrait supposer connue la pathogénie du symptôme. Nous devons donc renvoyer au chapitre où cette question est traitée (1).

Actuellement nous pouvons dire que le souffle étant un trouble de circulation et qu'il se rencontre dans des maladies où les troubles de l'innervation paraissent en être la cause, nous devrons rechercher ses analogues dans le système nerveux et dans l'appareil circulatoire.

1. Pages 47 et suivantes.

DEUXIÈME PARTIE

PATHOGÉNIE

Felix qui potuit rerum cognoscere causas.
(LUCRÈCE)

Se borner à décrire les faits, ce n'est plus de l'histoire, c'est de la chronique, a-t-on dit. Nous ne pouvions, sous peine d'être incomplet, négliger de mentionner au moins la théorie du bruit de souffle morbilleux qui paraît la plus vraisemblable. La science doit être, en effet, plus qu'un instrument enregistreur. OEuvre de l'intelligence elle doit en refléter les aspirations et le désir de voir au delà de l'apparence. L'esprit humain n'est satisfait que lorsqu'il connaît la raison d'être des choses.

Nous reconnaissons toutefois qu'il faut être sobre de théories en matière de pathologie dans l'état actuel de cette science. Heureusement il n'est pas toujours nécessaire de connaître la nature des phénomènes pour savoir comment il faudra se comporter envers eux. En médecine il n'est pas même nécessaire de savoir leurs rapports avec les médications employées contre eux, témoin l'iodoforme et l'une des complications les plus sérieuses de la rougeole, la gangrène, qui se trouve si heureusement et si rapidement modifiée par ce médicament que M. Parrot le regarde comme une sorte de spécifique. Néanmoins on ne peut nier que la connaissance des causes ne soit une source utile d'indications. A ce point de vue toutefois, la théorie du souffle cardiaque morbilleux pourrait bien constituer une troisième série de faits dont la notion reste stérile en application. Mais il ne faut pas oublier que les faits les plus insignifiants, en apparence, peuvent, à un moment donné, devenir le point de départ des plus brillantes découvertes (1).

Pour étudier la pathogénie du souffle morbilleux, nous aurons quatre points à examiner :

1° *Sa localisation* ; 2° *son mécanisme* ; 3° *ses causes efficientes* ; 4° *sa cause première.*

Mais auparavant il nous faut rechercher dans l'anatomie et la physiologie normale la possibilité du fait, c'est-à-dire les conditions favorables à sa production.

Anatomie et physiologie appliquées. — Représentons-nous l'appareil circulatoire formant une sorte de vase clos de toutes parts, renfermant un liquide en mouvement, et soumis à une certaine pression démontrée par la physiologie.

Les parois mobiles et susceptibles de s'écarter ou se rapprocher sous l'influence de deux forces, l'élasticité et la contractilité, déterminent elles-mêmes la tension du contenu, en même temps qu'elles lui permettent de subir quelques variations. Ces deux forces se trouvent donc en lutte ; l'une représentée par la tension du sang, centrifuge par conséquent, et l'autre représentée par deux puissances

---

1. La science de l'électricité a été réduite pendant toute l'antiquité à faire attirer des corps légers par de l'ambre frotté.

réunies l'élasticité et la contractilité musculaire toutes deux centripètes.

Mais outre sa nature essentiellement musculaire le cœur présente encore une conformation intérieure par laquelle il fonctionne aussi comme canal ainsi que l'a très bien fait voir M. Parrot (1).

De là trois causes de modifications dans la circulation intra-cardiaque: 1° lésions de canalisation ; 2° lésions musculaires ; 3° troubles de l'innervation.

Un dernier point nous reste à signaler, c'est l'inégal développement des deux cœurs. M. Parrot en a très bien fait ressortir l'importance au point de vue qui nous occupe (2).

1° *Siège du souffle morbilleux*

Nous trouvons dans la description que nous avons donnée du symptôme tous les éléments nécessaires pour déterminer sa localisation.

§ 1. — *L'auscultation* nous a montré que son maximum se trouvait toujours au même endroit, du moins lorsque le thorax présente une conformation normale. Il nous est arrivé plusieurs fois d'avoir affaire à des sujets rachitiques. On comprend dès lors que le foyer des bruits cardiaques se trouve déplacé.

A. *La proximité du sternum* indique manifestement que le souffle se passe dans le cœur droit.

1. Dict. encyclopédique. Art. cœur, page 389.
2. Archives gén. de méd. 1866 T. II p. 153.

B. *Son maximum* vers le quatrième espace inter-costal et son prolongement vers l'articulation sternoclaviculaire droite montre qu'il siège à la base et se propage suivant la veine-cave supérieure plutôt que suivant l'aorte.

§ 2. — *Le pouls veineux* confirme les données précédentes. Mais en outre il nous fait voir quel est l'orifice où il se produit et quel en est le mécanisme.

MM. Potain et Rendu sont tout à fait affirmatifs à cet égard. Dans leur remarquable article du dictionnaire encyclopédique des sciences médicales (1) il y est clairement exposé que le pouls veineux dû à l'hypertrophie de l'oreillette droite est presystolique, tandis que le pouls veineux systolique est lié intimement à l'insuffisance de la valvule tricuspide.

Mais en outre de ce caractère, il est impossible d'admettre que la rougeole dans les quelques jours que durent ses prodromes détermine une hypertrophie auriculaire.

Il est bien plus rationnel de voir dans ce phénomène le résultat d'une occlusion incomplète de l'orifice auriculo-ventriculaire droit, par un mécanisme qu'il nous reste à faire connaître.

2° *Mécanisme du souffle.*

Tout d'abord nous devons justifier le nom de souffle inorganique donné à ce phénomène. C'est à l'anatomie pathologique qu'il faut nous adresser pour faire cette dé-

1. Art. *cœur* p. 655.

inonstration. Sur ce point nous nous en rapporterons à l'autorité de M. Parrot (1) :

« Nous avons, dit-il, examiné le cœur d'un nombre considérable d'enfants morts des suites de la rougeole, et sur aucun nous n'avons pu constater le plus faible indice d'endocardite ou de péricardite. Quelquefois les faisceaux musculaires étaient granulo-graisseux à un léger dégré, voilà tout. »

Or nous pouvons dire que c'est par milliers qu'il faut compter les autopsies de l'éminent professeur ; et chacun connaît sa compétence en matière d'anatomie pathologique.

Retenons seulement ce fait d'une légère altération de la fibre cardiaque dans quelques cas.

Puisque le souffle morbilleux ne correspond à aucune lésion de canalisation, comment une insuffisance (et surtout une insuffisance éphémère) peut-elle se produire ?

Dans un orifice obturé par une soupape, comme cela se passe dans un orifice auriculo-ventriculaire, l'obturation peut être incomplète par deux mécanismes différents, l'un par diminution d'étendue de la valvule, l'autre par augmentation de l'aire de l'orifice. C'est de ce dernier cas dont nous avons à nous occuper.

Rappelons-nous les notions succinctes de physiologie que nous avons exposées. Si pour une cause quelconque les parois du cœur viennent à perdre de leur résistance et de leur tonicité, la tension du sang restant la même ou étant légèrement augmentée, l'équilibre normal entre les deux forces antagonistes sera rompu, les parois

1. *Dict. encyclop.* 41, *cœur* p. 393.

céderont jusqu'à ce que la force expansive soit diminuée par la dilatation produite, et que les fibres cardiaques résistent contre une plus grande distension (1). Il résulte de là que si la cavité cardiaque s'agrandit les orifices sont élargis. Or la valvule, formée par une membrane inextensible, ne participe pas à cette distension, et devient insuffisante relativement. C'est ce qui a lieu dans la rougeole. Nous allons voir bientôt comment.

Dès lors il est facile de se rendre compte du mécanisme du bruit de souffle. La valvule tricuspide étant trop petite pour obturer complètement l'orifice auriculo-ventriculaire, il reste un interstice plus ou moins étroit entre elle et le pourtour de cet orifice par lequel le sang peut refluer pendant la systole ventriculaire. Or il est admis que toutes les fois qu'un fluide chassé au travers d'un orifice étroit arrive ainsi dans un espace où la tension est inférieure à celle de l'espace qu'il quitte, les conditions nécessaires à la formation d'un souffle sont remplies. C'est du reste la même chose que s'il s'agissait d'un rétrécissement.

« De toutes les conditions qui peuvent donner naissance à un souffle intracardiaque, dit M. Parrot (mémoire cité, note de la page 139) il n'en est pas de plus favorable que les insuffisances auriculo-ventriculaires, puisque le sang chassé avec énergie et rapidité par les ventricules passe d'une cavité où il est soumis à une violente pression et à travers un orifice étroit, dans les oreillettes, poches largement ouvertes et où la pression est très faible. »

1. Tout le monde sait, par exemple, qu'une traction opérée sur une bande de caoutchouc éprouve plus de résistance lorsque l'on approche de la limite d'élasticité qu'au début.

On comprend dès lors pourquoi les caractères acoustiques du souffle morbilleux, ne diffèrent pas de ceux des souffles inorganiques, du moins dans un certain nombre de cas.

Examinons maintenant comment se produit cette dilatation de l'orifice auriculo-ventriculaire.

3° *Cause efficiente*

Nous avons vu précédemment que la fibre musculaire du cœur n'était pas toujours indemne dans la rougeole. Mais avant que le trouble nutritif n'ait amené cette altération susceptible d'être perçue par nos moyens d'investigation, il est possible qu'il détermine un trouble fonctionnel plus ou moins accentué. Ne voit-on pas des maladies très graves chez lesquelles le microscope n'a encore rien révélé d'anormal au point de vue anatomique?

Mais nous pensons qu'il faut chercher ailleurs la cause de l'atonie du cœur.

Le peu de durée du souffle morbilleux qui disparaît très rapidement et qui n'est parfois perceptible que pendant vingt-quatre heures, ces phénomènes d'ordre nerveux que l'on observe, et dont nous avons remis la description ici, font naturellement penser à un trouble plus ou moins grand de l'innervation cardiaque. Nous en avons déjà dit quelques mots en parlant des phénomènes nerveux concomitants (1). Nous avons vu en effet que la rougeole apportait des perturbations notables dans les mouvements du cœur, ces modifications ne peuvent être rapportées qu'au système nerveux

1. Page 38.

ainsi que les autres phénomènes dont il nous reste à parler.

C'est l'éruption qui offre la plus grande analogie avec le mécanisme qui produit le souffle morbilleux. Qu'est-ce en effet que l'éruption sinon une dilatation vasculaire amenée par la paralysie des vaso-constricteurs ? La disposition en taches semblerait même indiquer le mode de distribution de cette paralysie par faisceaux de fibres, tandis que la généralisation de l'éruption sur les téguments externe et interne montre qu'elle s'étend à tout l'appareil circulatoire ; dès lors, rien n'empêche de croire que le centre circulatoire ne soit aussi atteint de la même manière et que ses fibres musculaires n'aient subi une certaine perte de tonicité.

Les *accidents nerveux*, rares d'ailleurs, qui ont été observés dans la rougeole (convulsions, paralysies) prouvent que l'action du poison morbilleux sur l'innervation peut être portée à un degré extrême.

D'un autre côté, si nous sortons de la rougeole, nous voyons des névroses suffire à elles seules pour produire un bruit de souffle cardiaque (v. p. 38).

Il n'est donc point irrationnel, d'après la physiologie aussi bien que d'après la pathologie, d'admettre, pour rendre compte du souffle cardiaque morbilleux l'explication suivante.

A l'instar de l'arbre circulatoire, le cœur subit l'action du principe morbide en perdant une partie de sa tonicité. La tension du sang, probablement encore augmentée par la dilatation thermique de son volume total et peut-être aussi accrue localement dans le cœur droit par suite des mani festations pulmonaires de la rougeole, fait écarter les parois d'une quantité proportionnée à la différence survenue entre les deux forces antagonistes dont nous avons parlé.

Ainsi est constituée une eclasie temporaire qui doit disparaître aussitôt que le système nerveux du cœur aura recouvré son action. C'est ce qui explique l'apparition et la disparition si rapide du phénomène.

On comprend maintenant ce qui se passe. Mais laissons la parole à M. Parrot :

« Remarquons, dit-il, avec Adams et King, que la valvule triglochine joue dans le cœur le rôle d'une véritable soupape de sûreté, et que même à l'état de santé elle obstrue l'orifice auquel elle est adaptée beaucoup moins complètement que la mitrale n'oblitère l'orifice auriculo-ventriculaire gauche ; aussi dès que le ventricule droit est dilaté cette disposition s'exagère par le mécanisme suivant : la paroi interne du ventricule étant la plus faible est repoussée en dehors et entraîne dans ce mouvement excentrique la valvule correspondante et les cordages qui s'y insèrent. Les mêmes causes déterminent l'élargissement de l'orifice ; et sous cette double influence l'ajustement des bords valvulaires n'a pas lieu au moment de la systole ventriculaire ; et la communication avec l'oreillette reste libre. Or, la dilatation ventriculaire est admise par la plupart des auteurs, dans les états morbides que l'on doit considérer comme le type des maladies à souffles cardiaques inorganiques : la chlorose et les anémies » (1).

Quelques lignes plus loin il ajoute. « Dans les pyrexies

1. *Diction. encyclopéd. des sc. médi.* Art. *Cœur* p. 112.

c'est encore par une dilatation du ventricule droit que nous expliquons l'insuffisance de la valvule triglochine et le souffle qui en est la conséquence. Ici les troubles de la circulation périphérique sont considérables et contribuent probablement à cette modification de la capacité cardiaque ; mais le muscle devient aussi dans un grand nombre de cas granuleux puis granulo-graisseux et cela très rapidement. »

M. le professeur Jaccoud pense que c'est l'élévation même de la température fébrile qui produit cette altération moléculaire du cœur ainsi que le ramollissement du foie, du rein et des muscles observé dans les mêmes circonstances (1).

« Ces souffles, dit-il, plus loin, résultent de l'insuffisance des valvules correspondantes (mitrale et tricuspide) mais le mécanisme de cette insuffisance n'est pas toujours le même. Elle est produite soit par l'élargissement de l'orifice, soit simplement par la faiblesse des muscles papillaires laquelle a pour conséquence la tension incomplète des valvules et leur inocclusion. C'est surtout dans l'ectasie des fièvres que l'insuffisance est ainsi produite et le souffle qui la révèle est temporaire comme la lésion elle-même. Il est bien probable selon la juste remarque de Friedreich, que bon nombre de ces souffles que l'on observe dans les maladies graves aiguës et qu'on met sans plus ample examen sur le compte de l'anémie ou de la fièvre dépend en réalité d'un désordre momentané dans les muscles tenseurs des valvules. Quant à l'insuffisance par élargissement de l'orifice, elle appartient à la dilatation chronique, elle est per-

---

1. *Traité de pathol. int.* 3e édit. note de la p. 602.

sistance et elle peut déterminer des bruits de souffles aussi forts et aussi rudes que ceux qui caractérisent les lésions organiques des valvules » (1).

Dans les deux cas il s'agit toujours d'un relâchement des parois dont les muscles papillaires font partie.

Le souffle morbilleux n'est donc en définitive que la manifestation pour l'oreille, de la distension des cavités cardiaques, comme l'éruption traduit pour l'œil l'ectasie des vaisseaux. C'est ce qui nous a fait considérer comme analogues ces deux phénomènes.

Il reste maintenant à savoir pourquoi ce souffle a lieu dans le ventricule droit plutôt que dans le ventricule gauche. M. Parrot l'a nettement indiqué dans son mémoire des archives générales de médecine publié en 1866. Sa pensée peut se résumer en quelques mots : l'inégale puissance des deux cœurs fait que le droit résistant moins que le gauche, subit plus facilement l'action des causes d'ectasie. Il suffit de jeter un coup d'œil sur une coupe transversale des deux cœurs pour comprendre cette différence.

4° *Cause première.*

Un dernier point à examiner serait de savoir quel est celui des éléments constitutifs de la rougeole, qui amène cette ectasie cardio-vasculaire.

Nous ne pensons pas qu'il faille l'attribuer à la *fièvre.*

1. *Loco citato* p. 610.

Ce que nous avons dit à ce sujet, en parlant des phénomènes concomitants, et dans notre introduction à propos des souffles fébriles simples nous dispense de nouvelles preuves.

Les *troubles nutritifs* de la rougeole sont presque tous postérieurs à l'apparition du souffle, et en outre celui-ci disparaît bien plus rapidement que ceux-là ne mettent de temps à se réparer.

Nous serions plutôt disposé à voir une action primitive du poison morbilleux lui-même, sur les systèmes nerveux et musculaires comme on le voit dans toutes les pyrexies et les fièvres infectieuses, mais nous sommes ici en pleine hypothèse que l'état actuel de la science ne permet pas d'affirmer avec certitude. Cette action ne saurait être mise en doute. « L'existence presque constante du bruit anormal dont nous parlions tout à l'heure, dit M. Parrot, est une preuve incontestable de la part que le centre circulatoire prend au processus des pyrexies mais par un mode tout autre que celui généralement invoqué (1). »

C'est aux progrès de l'anatomie pathologique à dévoiler cette inconnue.

En résumé nous dirons que le souffle cardiaque entendu au premier temps et à la base chez les sujets atteints de rougeole, est produit par une insuffisance tricuspide.

De là le nom de *souffle tricuspidien,* donné par M. Parrot aux souffles des pyrexies et des anémies dont il est l'analogue.

En raison de l'influence du principe morbide qui par son

1. *Dict. encyclop.*, art. *Cœur*, p. 394, 395.

action spéciale sur le cœur, impose à cet organe la moda-
lité particulière en vertu de laquelle ses parois se relâchent
pour donner lieu à l'insuffisance tricuspide, dans la rougeole, on peut l'appeler *souffle morbilleux*.

TROISIÈME PARTIE

Ce que nous venons d'exposer constitue la partie purement scientifique de notre étude. Les faits ont été recon-
nus classés et interprétés.

Il nous faut maintenant appliquer ces connaissances et
en tirer des règles de conduite lorsqu'on se trouvera face à
face avec l'impromptu de la clinique.

Trois points restent à examiner : le *diagnostic*, la *valeur
pronostique* et les *indications thérapeutiques*.

I. — *Diagnostic.*

§ 1. — Le *diagnostic symptomatique* présente parfois
de réelles difficultés. C'est pourquoi nous allons entrer
dans quelques détails.

L'inspection peut quelquefois montrer le pouls veineux
isochrone à l'impulsion cardiaque. Or nous avons vu quel
lien unissait ce phénomène avec le souffle tricuspidien.
D'après MM. Potain et Rendu il est pathognomonique de
l'insuffisance tricuspide, et par conséquent il doit annoncer
un souffle cardiaque.

L'auscultation n'est pas toujours aussi facile qu'on pourrait le croire. Cette difficulté tient plutôt à la maladie elle-
même et au sujet qu'au symptôme cherché.

Il ne faut pas oublier qu'on aura surtout à le constater chez des enfants où il est impossible d'obtenir, comme chez l'adulte une suspension momentanée des mouvements respiratoires pour isoler les bruits cardiaques.

Mais c'est surtout la rougeole qui vient modifier les résultats de l'auscultation par suite des manifestations pulmonaires qu'elle occasionne presque constamment. De là des bruits anormaux qui couvrent ceux du cœur, et surtout une rapidité parfois considérable de la respiration.

Il en résulte que les deux temps de cette fonction se succèdent sans intervalle de repos comme chez l'adulte et le peu de différence saisissable entre les deux rhythmes déroute les recherches quand il n'expose pas à commettre une erreur grossière.

C'est pour éviter ces inconvénients que nous avons cru utile de donner quelques préceptes, sorte de petite technique, dont nous nous sommes servi pour ceux qui ne sont pas familiarisés avec l'auscultation infantile.

La position la plus favorable à donner au malade est la suivante. On fait glisser l'oreiller sous le dos de manière à bomber le thorax. Cette attitude a pour résultat de rendre les bruits du cœur plus nets, et de permettre à l'observateur de déplacer plus facilement sa tête pour les recherches.

On cherchera ensuite le bruit anormal sur le bord gauche du sternum, vers le quatrième espace intercostal, quelquefois sous les cartilages eux-mêmes.

Si l'enfant est assez grand pour comprendre ce qu'on demande de lui, on peut lui dire d'arrêter sa respiration ; mais on obtiendra plutôt quelques efforts de toux, qui auront pour résultat d'être suivis d'un moment de repos, et surtout d'augmenter l'intensité du souffle. On se rend facilement compte de ce dernier phénomène d'après la théorie que nous en avons donnée. L'effort augmente la tension dans l'artère pulmonaire, et dans le cœur droit, ce qui favorise l'ectasie du ventricule correspondant.

Lorsque l'ouïe se trouve pour ainsi dire perdue au milieu des bruits confus qui lui arrivent de la cavité thoracique, on se trouvera bien de procéder à l'examen, de la manière suivante : ausculter d'abord à quelque distance du foyer des bruits cardiaques, reconnaître le murmure respiratoire et le tic-tac du cœur qui s'en distingue facilement, puis se rapprocher peu à peu d'un point où l'on pense devoir trouver le souffle tricuspidien. On entendra alors ce dernier se surajouter au murmure respiratoire.

Quelquefois il faut écouter longtemps avant de pouvoir distinguer quelque chose parce qu'une foule de petits incidents viennent déranger l'auscultateur. Sans compter les bruits anormaux qui se passent dans les poumons, on aura encore à éviter les mouvements et les cris de l'enfant, la toux si fréquente dans la rougeole, le bruit musculaire, etc. etc.

Enfin avec un peu d'habitude on arrivera facilement à entendre que le souffle morbilleux se passe au premier temps, qu'il siège à la base du cœur, en se prolongeant plus ou moins pendant le petit silence.

§ 2. — Le *diagnostic topographique* se fera d'après son siège près du sternum au quatrième espace intercostal, et son irradiation en haut et à droite vers la partie interne de la clavicule. On le localisera ainsi dans le cœur droit à l'orifice auriculo-ventriculaire, surtout si le pouls veineux l'accompagne.

§ 3. — Nous avons à faire le *diagnostic différentiel* entre le murmure respiratoire et les autres souffles cardiaques.

Il arrive quelquefois que le souffle morbilleux est assez intense et assez prolongé pour couvrir le bruit de la respiration, et être pris pour lui. Réciproquement le murmure respiratoire peut être assez rapide et assez bref pour faire croire à un souffle cardiaque (1).

On évitera cet écueil en auscultant la respiration isolément d'abord, et en se rapprochant peu à peu du point où bat le cœur.

Quant aux souffles organiques nous avons vu que les caractères acoustiques seuls ne pouvaient suffire à les différencier. Leur rareté dans l'espèce sera encore le meilleur guide. Si le souffle disparaît rapidement la question sera jugée. Il faudrait admettre que l'endocardite se serait développée pendant les prodromes, c'est-à-dire qu'elle serait plus précoce que les autres phlegmasies secondaires de la rougeole.

1. Cette illusion d'acoustique est due à ce fait que les deux temps de la respiration se succédant sans intervalle, quelquefois très rapidement, si le premier bruit cardiaque est obscurci par le souffle, les deux rhythmes diffèrent très peu.

Supposons par exemple 40 respirations par minute, comme cela se voit souvent, on entend 80 fois le murmure. Dans l'observation XIII il y avait 80 inspirations, c'est-à-dire, 160 mouvements, et cependant l'enfant ne paraissait pas oppressé.

§ 3. — Le *diagnostic nosologique* ne souffrira donc pas de difficulté et l'on rapportera le souffle à la rougeole elle-même.

Cette maladie a ses diverses périodes trop bien délimitées pour que le symptôme dont nous nous occupons puisse servir à établir un *diagnostic chronologique*.

§ 4. — Mais sa *valeur diagnostique* peut acquérir une certaine importance. Étant donné la rareté du souffle inorganique dans les autres maladies fébriles, d'une part, sa fréquence et sa précocité dans les pyrexies, d'autre part, on pourra, si l'on est appelé en présence d'un malade atteint de fièvre intense accompagnée d'un souffle inorganique, penser à une pyrexie.

Et si l'on a constaté de la conjonctivite, du larmoiement et du coryza, on pourra affirmer une rougeole. En d'autres termes, le souffle morbilleux ajoute sa valeur à celle des prodromes connus de cette maladie. Mais son absence ne saurait faire rejeter la rougeole attendu qu'il peut manquer.

2° *Valeur pronostique.*

Nous avons vu, en parlant de la fréquence du souffle morbilleux relative à la mortalité, qu'il n'avait aucun rapport avec elle. Il paraît indépendant aussi des complications.

Nous l'avons aussi bien observé dans les maladies graves que dans les plus bénignes.

Il semblerait cependant qu'une insuffisance tricuspidienne doive être un symptôme grave et avoir un retentissement quelconque sur l'état général. Or il n'en est rien. On n'observe pas à sa suite de stases veineuses, ni d'œdèmes.

Le sang qui reflue dans l'oreillette trouve momentanément une place suffisante dans le système veineux de l'enfant, et la courte durée du phénomène, empêche les accidents de se produire.

D'ailleurs nous avons vu d'après M. Parrot que même à l'état normal la valvule triglochine n'obture pas aussi bien l'orifice auriculo-ventriculaire que la mitrale.

3° *Indications thérapeutiques.*

Ce symptôme ne paraissant pas avoir d'influence sur la marche de la maladie, il paraît inutile d'en chercher le traitement.

La rougeole par elle-même n'a aucune gravité et lorsqu'elle ne présente pas de complications il est préférable de la laisser évoluer toute seule.

L'origine atonique du symptôme semblerait indiquer les toniques cardio-vasculaires, mais dans tous les cas ils ne constitueraient qu'un traitement symptomatique.

CONCLUSIONS

Chez la moitié des malades atteints de rougeole on trouve un souffle cardiaque au premier temps et à la base.

Il se fait entendre vers le bord gauche du sternum au niveau du quatrième espace intercostal, et s'irradie en haut vers l'articulation sterno-claviculaire droite.

Son intensité, son timbre, et sa longueur varient, et n'ont rien qui les distingue absolument de ceux des souffles organiques.

Il apparaît pendant les prodromes, presque jamais pendant la période d'éruption ; sa durée varie, mais en général il cesse à l'arrivée de la convalescence.

Il ne concorde pas toujours avec la fièvre et ne dépend nullement des complications habituelles de la rougeole. Mais le pouls veineux l'accompagne souvent et lui est intimement lié.

Il est l'analogue dans les autres pyrexiques d'un souffle identique, d'où le nom commun de souffles pyrexiques donné à ces phénomènes.

Dans la rougeole, il résulte d'un mécanisme analogue à celui de l'éruption.

Les souffles pyrexiques font partie d'un groupe encore plus général désigné par M. Parrot sous le nom de souffles tricuspidiens, en raison de leur localisation et de leur mécanisme communs.

Ils siègent en effet à l'orifice auriculo-ventriculaire droit et résultent d'une insuffisance de la valvule tricuspide.

Cette insuffisance est due au relâchement des parois du cœur par suite de l'action spéciale du poison morbilleux sur l'appareil nerveux de cet organe, et probablement aussi sur la fibre musculaire.

La valeur séméiologique de souffle morbilleux s'ajoute à celle des prodromes de la maladie et augmente leur certitude.

OBSERVATIONS

REMARQUES GÉNÉRALES

Les observations suivantes que nous donnons à l'appui de notre thèse ont été choisies parmi celles qui avaient le plus d'intérêts pour nos démonstrations. Nous avons laissé de côté toutes celles qui offraient des éléments plus ou moins étrangers à notre sujet, et pouvaient égarer les recherches. Autant que possible nous n'avons présenté que des cas types. La rougeole est en effet une maladie fréquemment compliquée de phénomènes variés (diphthérie, broncho-pneumonie etc.) qui changent la marche des choses. Si nous avons fait figurer quelques-unes de ces observations avec des symptômes indiquant l'invasion des phénomènes nouveaux et exceptionnels c'est qu'elles offraient quelque intérêt spécial que nous avons consigné dans les remarques particulières à la fin de chaque observation.

Le nombre restreint de faits que nous offrons ici n'indique pas que les faits sont rares, mais seulement la difficulté de rencontrer des cas simples. En outre nous avons cru inutile de présenter en double des observations en tout semblables.

On trouvera à la fin de chaque exemple, une remarque qui en fait ressortir ce qu'il avait d'intéressant.

— 65 —

Observation I

17 *mai* 1880. — L... Paul, 4 ans 1/2. Rougeole au *début*. Quelques taches autour du menton et sur les pommettes. Elles sont encore pâles. Rien sur le reste du corps. Tégument pâle. Somnolence, l'enfant ne répond qu'à peine.

Souffle cardiaque léger, au premier bruit, très court.

Température rectale : 48°,8.

18. — L'éruption s'est généralisée. Elle est très abondante mais non confluente. Sur la face la rougeur est plus prononcée que sur le reste du corps.

Souffle cardiaque toujours perceptible.

19. — Température rectale : 37,8. Pouls : 124.

20. — Rougeole ecchymotique.

Souffle cardiaque disparu T. R. 37°,2 P. 104.

21. — L'enfant paraît rétabli malgré la persistance de l'éruption ecchymotique.

Exemple de souffle au début de l'éruption; il disparaît après la fièvre, et restait limité au premier bruit.

Observation II

T... Alphonse, 5 ans. 11 mai. Rougeole au *début*. A peine quelques taches encores pâles autour du lobule des oreilles. *Souffle* très intense au premier temps et à la base du cœur.

12 *mai*. — Éruption très accentuée sur toute la face mais moins sur le corps. Toux férine. Souffle dans les vaisseaux du cou, très accentué.

13. — Mêmes phénomènes. Rales sous crépitants dans les deux poumons. T. R. 38°,3.

14. — T. R. : 37,5.

15. — L'éruption est presque effacée uniformément, le souffle des vaisseaux du cou est très diminué.

Le *souffle cardiaque* est un peu moins fort, il remplit tout le petit silence T. R. 37,4.

17. — L'éruption a complétement disparu. L'enfant tousse encore un peu mais à l'ausculation on n'entend pas de bruits anormaux.

Le *souffle cardiaque* est encore moins intense.

10. — Le *souffle cardiaque* a encore diminué, il ne remplit qu'une partie du silence.

L'enfant sort guéri.

REMARQUE. — Exemple de souffle tout à fait au début de l'éruption. Il persiste après la chute de la fièvre, et pendant la guérison. Il durait pendant tout le petit silence.

Au début il était très intense, et il a été en diminuant peu à peu d'intensité.

OBSERVATION III

S..., Georges, 5 ans. Entré le 10 novembre 1880. Pointillé très discret et encore à peine visible. Epistaxis.

Souffle cardiaque très net au premier temps, près du sternum, à son union avec le rebord cartilagineux de la poitrine. Pouls régulier 140. T. R. 80°.

Pouls veineux, isochrone à la systole cardiaque.

11. — Souffle cardiaque un peu moins fort. Toux férine. L'éruption de la face est complète ; taches peu étendues mais nombreuses. Sur le tronc elle est achevée aussi ; elle y est assez abondante ainsi que sur les membres. État général bon. Pouls régulier 140. T. R. 30°,4.

12. — Éruption presque confluente sur le tronc et les membres inférieurs. Toux férine.

Souffle cardiaque limité au premier bruit, il est moins fort. Pouls 124. T. R. 38°,4.

13. — L'éruption commence à s'effacer sur le tronc et sur les membres. Toux férine, dure et suivie de spasme glottique.

Souffle cardiaque assez rude, peu intense, prolongé presque jusqu'au second bruit. Très limité, par moment il est à peine perceptible. État général bon. Pouls 120 T. R. 38°,2.

14. — L'éruption est à peu près complètement effacée, il y en a encore des traces sur la face.

Souffle cardiaque toujours assez rude, peu intense, sa rudesse n'existe qu'au commencement. Il finit doucement avant d'atteindre le second bruit.

Le *pouls veineux* existe toujours. Pouls 112. T. R. 38°,3.

15. — Traces de l'éruption. Toux férine. Un peu d'oppression. Souffle disparu. Pouls 128. T. R. 38°,4.

16. — Traces très pâles de l'éruption. L'enfant reste levé et mange malgré : Pouls 124. T. R. 39°,1.

17. — Souffle cardiaque reparu, rude, avec même intensité pendant toute sa durée qui a lieu jusqu'au second bruit. Pouls 138. T. R. 38°,2.

18. — Rien de nouveau. Pouls 112. T. R. 38°,1.

19. — Le souffle est à peine perceptible. Pouls 124. T. R. 37°,6. L'enfant sort guéri.

REMARQUE. — Exemple de souffle ayant subi des variations d'intensité pendant la maladie. Même pendant l'auscultation il semblait disparaître par moment. Cette observation vient à l'appui de la théorie dynamique du souffle.

OBSERVATION IV

L...., Louis, 3 ans.
24 *octobre*. — Enfant très fort pour son âge.

Éruption complète sur tout le corps, mais discrète.

Souffle cardiaque au premier temps, doux, s'arrêtant au milieu du silence.

Pouls veineux.

Habitus extérieur excellent. Pas de toux. Pouls 116. T. R. 38°.

25. — L'éruption est déjà à moitié effacée sur tout le corps. Pas de toux. Habitus extérieur très calme.

Souffle cardiaque encore perceptible vers la partie inférieure du sternum. Il est très faible et occupe tout le petit silence. Par moment il semble disparaître. Pouls 96. T. R. 37°,5.

26. — Traces à peine visibles de l'éruption. Le souffle cardiaque est disparu. P. 84. T. R. 37°.

27. — Éruption complètement effacée. Plus de souffle. P. 96. T. R. 37°,5.

28. — Les battements du cœur sont sourds, mais pas de souffle malgré la recrudescence. P. 124. T. R. 39°,5.

29 — Les battements du cœur sont très nets et bien frappés. Râles sibilants et ronflants. Calme complet. Pas de souffle cardiaque. P. 88. T. R. 37°,3.

30. — L'enfant reste levé et mange. État général bon. Pas de souffle. P. 112. T. R. 37°,1.

31. — Sort guéri. P. 140. T. R. 37°,6.

REMARQUE. — Cette observation a été commencée à une période déjà avancée, puisque l'éruption était complète.

Le souffle cardiaque disparaît trois jours après. Il existait encore le deuxième alors que la température était normale.

Le 28 il y a recrudescence de la fièvre, les battements sont sourds, tumultueux, mais il n'y a pas de souffle.

OBSERVATION V

S..., Lucien, 5 ans 1/2, frère du sujet de l'observation III.

4 *octobre* 1880. — Éruption abondante sur la face, mais non confluente, violacée, mais encore pâle.

Sur le reste du corps elle est très discrète et peu accentuée. Toux férine. Abattement.

Souffle cardiaque intense, rude, couvrant le premier bruit, mais s'étendant peu sur le petit silence, s'entend vers la partie inférieure du sternum, sous les cartilages costaux.

Pouls veineux très manifeste. P. 128. T. R. 38°,8.

5. — L'éruption est pâlie sur tout le corps. Toux férine peu fréquente.

Le *souffle cardiaque* est toujours intense, surtout après la toux. Il est rude et va jusqu'au deuxième bruit qui l'interrompt nettement. Son maximum est au niveau de la partie moyenne du sternum, un peu à gauche.

Le *pouls veineux* persiste. P. 108. T. R. 37°,8.

6. — L'éruption est presque complètement effacée. L'enfant tousse beaucoup, mais il n'y a rien de particulier dans les poumons. Pas de dyspnée. Un peu d'abattement.

Le *souffle cardiaque* est à peine perceptible, mais encore très net par moments. P. 92. T. R. 37°,6.

7. — Guérison complète. Plus de souffle. P. 100.

8. — Plus de souffle. P. 100.

10. — Plus de souffle. P. 108.

OBSERVATION VI

Pl..., Gabriel, 10 ans.

20 *mai* 1880. — Éruption morbilleuse généralisée. Les taches sont encore très peu colorées et très peu étendues. Un certain nombre sont boutonneuses.

Habitus extérieur très calme. La gorge est rouge et les amygdales un peu tuméfiées.

Les deux poumons présentent quelques râles répandus dans toute leur étendue.

Les vaisseaux du cou présentent un *souffle continu* avec renforcement.

Le *pouls veineux* est manifeste quoique peu prononcé.

Souffle cardiaque peu intense, mais occupant tout le petit silence. P. 100. T. R. 38°.

27. — L'éruption persiste avec les mêmes caractères.

Le *pouls veineux* est toujours perceptible à la vue.

Le *souffle des vaisseaux* est plus fort que celui du cœur.

Le *souffle cardiaque* est toujours aussi prononcé. La lenteur des battements permet bien d'observer ses caractères. Il dure du premier au deuxième bruit avec la même intensité. Il est doux. P. 64. T. R. 37°,7.

28. — L'enfant est guéri de sa rougeole.

Le *pouls veineux* est presque disparu.

Le *souffle vasculaire* n'est perçu que pendant la systole.

Le *souffle cardiaque* est très atténué, mais il dure toujours du premier au deuxième bruit.

30. — Le *souffle cardiaque* et *vasculaire* sont à peine perceptibles.

L'enfant sort guéri complètement.

REMARQUE. — Lenteur du pouls dès la chute de la fièvre. Persistance du souffle après la guérison. Le pouls veineux disparaît avant le souffle cardiaque.

OBSERVATION VII

M. Gustave, 4 ans, 0 mois.

9 *juin* 1880. — Éruption morbilleuse très caractérisée, complète sur la face, mais encore pâle sur le reste du corps où elle est moins abondante. Sur les fesses et le dos elle est boutonneuse.

Souffle cardiaque très intense couvrant le premier bruit et se prolongeant jusqu'au deuxième en diminuant d'intensité, mais nettement interrompu par ce dernier. Il se prolonge en haut et à droite.

Pouls veineux peu apparent.

Souffle vasculaire très intense. T. R. 40°,5.

10. — L'éruption s'est généralisée. Elle est presque confluente sur le tronc et les membres. Elle n'est pas boutonneuse sur le tronc ni sur la face.

Le *souffle cardiaque* est plus rude, moins prolongé, et moins intense. Parfois il semble disparaître pendant que l'on ausculte.

Le *souffle vasculaire* est très intense.

Le *pouls veineux* reste le même. État général bon. P. 144. T. R. 39°,4.

11. — L'éruption commence à pâlir sur la face et sur le tronc.

Le *souffle cardiaque* est considérablement diminué.

Le *souffle vasculaire* aussi.

Le *pouls veineux* est encore distinct. P. 116. T. R. 38°,6.

12. — Un peu d'abattement. Lèvres fuligineuses. Éruption pâle. Engorgement ganglionnaire. P. 124. T. R. 39°,6.

13. — Éruption ecchymotique. Lèvres exulcérées. État général meilleur. L'enfant a de l'appétit.

Le *souffle cardiaque* persiste, mais il est faible.

14. — Même phénomène. Coryza sanguinolent.

Le *pouls veineux* n'est plus apparent.

Le *souffle cardiaque* se prolonge à peine pendant le silence. T. R. 30°,2.

16. — Mourant de diphthérie et croup.

Remarque. — Cette observation montre un souffle cardiaque intense dès le début et qui va en diminuant malgré les symptômes d'une maladie grave. Dès le quatrième jour on voit la température s'élever, et l'engorgement ganglionnaire. Puis la diphthérie devient manifeste et cependant le souffle cardiaque diminue toujours.

OBSERVATION VIII.

B..., Léon, 5 ans. *Enfant rachitique* (Chapelet costal, crâne natiforme).

20 *septembre* 1880. — L'éruption assez abondante sur la face où il y a plusieurs plaques de desquamation. Elle commence à se répandre sur le thorax où elle est encore pâle et sur l'abdomen où elle est à peine visible. Sur les membres, à peine quelques taches.

Toux fréquente, mais pas de dyspnée. Râles sibilants abondants habitus extérieur très bon.

Souffle cardiaque assez marqué, et doux au premier temps, il couvre presque tout le petit silence. Pouls veineux disparaissant lorsque l'on comprime la jugulaire à sa partie inférieure. P. 110, T. R. 40°, 6.

21. — L'éruption commence à pâlir sur la face tandis que sur l'abdomen elle est plus accentuée, elle s'est développée assez abondamment sur les membres.

Toux férine, état général bon. Le souffle cardiaque présente les mêmes caractères d'intensité et de durée. P. 104, T. R. 39°, 2.

22. — L'éruption est très pâlie sur tout le corps. Le pouls artériel présente des intermittences fréquentes qui correspondent à un manque absolu de l'impulsion cardiaque. Elles se produisent au début de l'inspiration.

Toux assez fréquente. Râles sibilants. Pas de dyspnée. État général bon.

Le souffle cardiaque persiste, mais un peu moins fort. P. 80, T. R. 38°, 4.

23. — L'éruption est presque effacée. Le pouls est irrégulier, mais il l'est à l'inverse d'hier car la plus grande partie des pulsations sont lentes et quelques-unes précipitées.

Beaucoup de râles sibilants ; pas de dypsnée. État général très bon. L'enfant se sent guéri et mange pour la première fois.

Souffle cardiaque très affaibli. P. 80, T. R. 37°.

24. — L'éruption est à peu près effacée partout. Le souffle cardia-

que est à peine perceptible. Le premier bruit est légèrement soufflant, et à peine prolongé.

Les pulsations sont très ralenties.

Toux. Râles sibilants.

État général très bon. P. 52.

25. — Les battements du cœur sont toujours lents. Quelques uns sont encore précipités mais l'irrégularité est moins grande que la veille. Ils sont forts et s'entendent dans toute la poitrine, même en arrière.

Le souffle cardiaque est disparu.

Toux fréquente. Râles sibilants. État général bon.

26. — Les battements du cœur sont réguliers. Le souffle cardiaque reparaît après chaque quinte de toux. La guérison se maintient.

27. — Le souffle cardiaque est complètement disparu, même après la toux. L'enfant reste levé. P. 60.

28. — *Même état.* — Le pouls est un peu irrégulier et présente quelques intermittences. P. 60.

29. — Le pouls est presque régulier. Quelques pulsations un peu plus longues que les autres. P. 80.

REMARQUE. — Cette observation est remarquable par la perturbation apportée dans les mouvements du cœur. Ralentissement considérable.

Le souffle cardiaque diminue de bonne heure, mais le raffermissement du muscle n'est pas encore très solide puisque la toux fait reparaître le souffle.

C'est aussi un exemple de rougeole bénigne sur un état constitutionnel rachitique. V. la courbe thermique, p. 35.

OBSERVATION IX

Ch.., Charles, 6 ans.

1er octobre 1880. — Éruption confluente et boutonneuse sur la face.

— Sur le reste du corps elle est complètement achevée mais discrète. P. 145. T. R. 40°,5.

Le premier bruit du cœur est soufflant seulement.

Toux fréquente. Râles sibilants et ronflants.

Pas de dyspnée.

2. — L'éruption commence à s'effacer sur la face. L'enfant tousse toujours.

Le premier bruit du cœur est à peine soufflant. P. 120. T. R. 39°,2.

3. — L'éruption commence à s'effacer partout.

Desquamation considérable de la face; larges écailles comme dans la scarlatine.

L'enfant tousse encore un peu. État général bon. L'enfant se sent guéri.

Quelques râles muqueux à grosses bulles.

Le souffle cardiaque est beaucoup plus accentué, rude à son commencement, et comme musical. A la fin de sa période, c'est-à-dire en se rapprochant du deuxième bruit cardiaque, il est doux et s'arrête un peu avant ce bruit. P. 104. T. R. 38°,2.

4. — Toux assez fréquente, mais pas de quinte. Le souffle cardiaque est encore perceptible mais beaucoup moins. P. 92. T. R. 37,°7.

5. — Le souffle cardiaque s'entend encore, vers la partie inférieure du sternum, sous les cartilages costaux.

Toux moins fréquente. Rien à l'auscultation. P. 88. T. R. 37°,6.

6. — Le souffle est complètement disparu. Guérison complète. P. 120.

7. — Exeat. P. 132.

Remarque. — Exemple de ralentissement du pouls au moment de la défervescence, puis de son relèvement à son chiffre normal. V. la courbe thermique, p. 35.

Observation X

M... Louis, 8 ans.

22 mai 1880. — La veille seulement l'éruption morbilleuse est apparue. Aujourd'hui elle est peu accentuée et elle n'existe déjà plus sur la face.

L'enfant dit qu'il est moins rouge que la veille. Il ne se sent pas malade, et l'état général est très bon.

Les battements du cœur sont irréguliers. Quelques pulsations sont longues et d'autres courtes.

Souffle dans les vaisseaux du cou.

Pouls veineux très accentué.

Souffle cardiaque très intense. Il couvre tout le petit silence et va en diminuant jusqu'au deuxième bruit. P. 84. T. R. 38°,1.

23. — L'éruption est très atténuée. Le pouls est toujours irrégulier. Les battements du cœur sont forts.

Le souffle cardiaque persiste avec les mêmes caractères. P. 80. T. R. 37°,6.

24. — Rougeole guérie.

Le cœur est très ralenti, ce qui permet d'ausculter facilement.

Le souffle cardiaque est très atténué, doux et dure du premier au deuxième bruit en diminuant à peine d'intensité vers la fin.

Le souffle vasculaire est très atténué.

Le pouls veineux est toujours visible, mais moins qu'au début. P. 60.

26. — L'enfant sort guéri.

Le souffle des vaisseaux du cou est encore très manifeste.

Le souffle cardiaque est presque disparu, mais il s'entend encore nettement.

Remarque. — Exemple de souffle persistant longtemps après la disparition des phénomènes morbilleux. Il était prolongé jusqu'au deuxième bruit. Irrégularité du pouls. Ralentissement du cœur à la convalescence. Éruption fugace et sans rapport avec le souffle. V. la courbe thermique, p. 35.

OBSERVATION XI

G... Augustine, 8 ans.

Antécédents. — Vient d'avoir la variole pour laquelle cette enfant a séjourné dans les salles du 28 septembre au 15 octobre. La maladie a été très bénigne.

23 octobre 1880. — Larges taches d'un rose vif, rondes et régulières comme des pièces de 50 cent. Ce sont les traces de la variole.

Impetigo de la face, du cuir chevelu et des membres.

L'éruption morbilleuse apparaît entre les traces de la variole.

Souffle cardiaque intense, entendu sur une large surface, à gauche du sternum. Il prolonge à peine le premier bruit. P. 132. T. R. 39°,4.

24. — Etat général bon. Râles muqueux dans les poumons. Pas de dyspnée.

L'éruption morbilleuse s'efface.

Les traces de la variole persistent. Le *souffle cardiaque* est moins intense. P. 120. T. R. 38°,8.

25. — Même aspect de l'éruption variolique celle de la rougeole est disparue.

Le *souffle cardiaque* persiste. Il est plus prolongé. P. 112. T. R. 38°,8.

26. — Etat général bon. Le souffle cardiaque est moins long. P. 120. T. R. 37°,7.

27. — L'éruption variolique s'efface. Plus de *souffle cardiaque.* P. 100. T. R. 37°,8.

28. — L'éruption pâlit toujours. Plus de souffle cardiaque. P. 104. T. R. 37°,8.

29. — Même état. P. 124.

30. — L'enfant reste levé, P. 132. T. R. 37°,6.
31. — L'enfant sort guéri. P. 120. T. R. 37°,7.

REMARQUE. — Observation montrant encore l'augmentation des battements du cœur à partir de la convalescence.

OBSERVATION XII

K... Paul. 7 ans.
20 *octobre* 1880. — Quelques taches pâles autour du lobule de
l'oreille. Quelques petites taches très discrètes sur le tronc.

Souffle cardiaque à la partie moyenne du sternum, entre les deux
mamelons. Il est doux, faible, mais s'étend du premier au deuxième
bruit.

Incontinence nocturne des matières fécales et de l'urine P. 120. T.
R. 39°,6.

21. — Les taches sont très nombreuses sur la face. Sur le tronc
elles sont très discrètes, et pâles. Sur les fesses elles sont très déve-
loppées. Etat général bon.

Le souffle a disparu. P. 120. T. R. 39°,8.

22. — Traces de l'éruption sur les fesses. Plus de *souffle cardiaque.* P. 76. T. R. 37°,7.

23. — La rougeole est guérie. Etat général bon. Plus de souffle.

Cependant l'incontinence des matières et de l'urine persiste. L'enfant dit qu'avant sa maladie cette incontinence n'existait pas. Diarrhée. P. 96. T. R. 37°,8.

24. — Toux. Fuliginosités des lèvres. Râles sous-crépitants dans
les deux poumons. Pas de souffle. Etat général satisfaisant. P. 112.
T. R. 38°,7.

25. — L'incontinence persiste. Pas de souffle cardiaque. Diarrhée.
P. 102. T. R. 38°,3.

26. — L'enfant reste levé. Etat général satisfaisant P. 120. T. R.
38°,7.

27. — L'incontinence persiste P. 92. T. R. 37°,8.

28. — P. 96. T. R. 38°,1.

29. — Quelques râles sous-crépitants. Toujours incontinence. Pas de souffle cardiaque P. 116. T. R. 38°,3.

REMARQUE. — Souffle cardiaque observé tout à fait au début. Il cesse avant la fièvre. Le 23 la guérison de la rougeole est complète. Puis une légère complication pulmonaire fait reparaître la fièvre, mais le souffle cardiaque ne revient pas. L'enfant est assez faible pour ne pas retenir ses matières pendant le sommeil. Donc le souffle n'était pas dû à de l'anémie ni à la fièvre puisqu'il cesse au moment où ces deux conditions apparaissent.

OBSERVATION XIII

J... Alphonse. — 6 ans 3 mois.

18 *octobre* 1880. — Thorax déformé en carène. — Éruption morbilleuse discrète sur la face. Sur le tronc et les membres, les taches sont encore très pâles mais nombreuses.

Souffle cardiaque musical, sorte de piaulement allant du premier bruit jusqu'au milieu du silence.

Gros râles sous-crépitants. Resp. 52. P. 136. T. R. 39°,6.

19. — Larges plaques sur les pommettes. Sur la face antérieure du tronc, l'éruption reste pâle et à peine visible. Sur les fesses les taches sont nombreuses et complètement évoluées.

Le souffle cardiaque persiste avec les mêmes caractères. P. 124. T.R. 38°,0.

20. — Quelques traces pâles de l'éruption sur les cuisses. Le souffle cardiaque est disparu ; râles sous-crépitants dans les deux poumons. Resp. 56. P. 100. T. R. 37°,7.

21. — L'éruption est effacée. Le souffle cardiaque est disparu.

État général bon, l'enfant mange; quelques râles sous-crépitants pendant les fortes inspirations. Respirat. 68. P. 104. T. R. 38°,5.

Cependant il n'y a pas d'oppression.

22. — Le souffle cardiaque est reparu. Il est assez intense. Râles muqueux dans tout le poumon gauche. Pas d'oppression malgré : Resp. 72. P. 140. T. R. 38°,6.

23. — Le souffle cardiaque est moins intense. Râles muqueux abondants au poumon gauche. Cependant l'état général est satisfaisant. Peu de toux. Resp. 60. P. 112. T. R. 38°,4.

24. —- Le souffle cardiaque persiste. Gros râle muqueux dans toute la poitrine. L'état général paraît bon, l'enfant mange et n'est pas incommodé par la rapidité de la respiration. Resp. 64. P. 100. T. R. 37°,0.

26. — L'enfant reste levé et mange. Il paraît se bien porter. Cependant : Resp. 80. P. 140. T. R. 38.

27. — Plus de souffle cardiaque. Râles sous-crépitants abondants. Resp. 48. P. 112. T, R. 37°,7.

28. — Plus de souffle. Gros râles muqueux. État général bon. Resp. 56. P. 116. T. R. 37°,7.

Remarque. — Le souffle cardiaque est apparu dès le début, et a cessé avec la température. Il est revenu avec la fièvre qui accompagnait la complication pulmonaire.

Nous attribuons la rapidité exceptionnelle de la respiration à la déformation thoracique, qui l'avait pour ainsi dire rendue normale.

Observation XIV

C... Michel 8 ans 4 mois. Rachitis. Thorax déformé. Crâne natiforme.

17 *octobre* 1880. — Larges taches de rougeole sur la partie inférieure de la face, et non confluentes.

Elles sont encore pâles et discrètes sur le reste du corps.

Souffle cardiaque intense, à gauche du sternum, vers le mamelon. Il se prolonge jusqu'au deuxième bruit avec la même intensité. Il est rude. P. 104. T. R. 37°,8.

18. — L'éruption est presque effacée sur la face et le reste du corps.

Le souffle cardiaque est un peu moins fort. Il s'étend du premier au deuxième bruit avec la même intensité.

Le premier bruit est effacé et remplacé presque entièrement par le souffle. On n'entend que le deuxième bruit.

État général très bon. L'enfant ne se sent pas malade. Pas de toux. Calme complet. P. 108. T. R. 39°.

19. — Le souffle présente les mêmes caractères. L'enfant est guéri et mange. P. 96. T. R. 37°,5.

20. — Traces à peine visibles de l'éruption. L'enfant reste levé.

Le souffle cardiaque présente les mêmes caractères sauf qu'il est un peu moins fort. C'est un long souffle qui remplace totalement le premier bruit du cœur, et se termine brusquement par le claquement sigmoïdien, lequel est très fort. C'est avec lui que l'on compte les pulsations, même à la palpation précordiale. P. 108. T. R. 38°,1.

21. — Le premier bruit du cœur s'entend beaucoup mieux. Le souffle est à peine perceptible. P. 92. T. R. 37°,7.

22. — Le souffle existe toujours. Il occupe tout le silence et il est plus fort que le premier bruit qu'on entend à peine. P. 96. T. R. 37°,0.

23. — Le souffle persiste avec les mêmes caractères cependant le premier bruit s'entend mieux. P. 84.

24. — Le souffle persiste du premier au deuxième bruit, le premier bruit est plus net. On peut le sentir à la palpation, ce qui n'avait pas lieu auparavant. Mais le deuxième bruit est plus fort encore. P. 96.

Exeat.

REMARQUE. — Exemple de rougeole avec température normale au début de l'éruption (1). Le souffle existe dès

1. Cette température a été vérifiée avec soin. Elle semble avoir suivi dans cette rougeole le type intermittent tierce.

ce moment, et il persiste malgré le retour de la température normale. On pourrait presque croire à une lésion organique à cause de cette persistance avec les mêmes caractères. Il s'entendait mieux dans le décubitus dorsal que dans la station assise ou verticale.

TABLE DES MATIÈRES

PROLÉGOMÈNES
   § 1. — Classification des souffles inorganiques.......... 1
   § 2. — Historique...................................... 8
   § 3. — Division du sujet 9
PREMIÈRE PARTIE. — SÉMIOGRAPHIE 11
  I. — *Caractères du souffle morbilleux* 12
   § 1. — Rapports avec les bruits normaux............... 12
   § 2. — Rapports avec le silence correspondant......... 13
   § 3. — Foyer... 15
   § 4. — Intensité..................................... 15
   § 5. — Timbre.. 17
   § 6. — Fréquence..................................... 18
  II. — *Évolution*...................................... 21
   § 1. — Apparition.................................... 22
   § 2. — Marche.. 25
   § 3. — Terminaison 28
  III. — *Rapports avec les phénomènes concomitants*........ 29
   § 1. — Température................................... 29
     A. — Température élevée 30
     B. — Recrudescence de la température............ 31
     C. — Persistance après la fièvre............... 32
     D. — Disparition avant la défervescence......... 32
   § 2. — Éruption 33
   § 3. — Pouls artériel................................ 34
   § 4. — Pouls veineux................................. 36
   § 5. — Souffles vasculaires.......................... 37
   § 6. — Phénomènes nerveux............................ 38
   § 7. — Complications................................. 38
  IV. — *Analogies*..................................... 39
   § 1. — Phénomène analogue dans les autres maladies.... 39

A. — Autres pyrexies............................. 40
B. — Anémies et chlorose......................... 40
C. — Maladies inflammatoires..................... 41
D. — Souffles d'origine nerveuse................. 41
§ 2. — Phénomènes analogues dans la rougeole..... 42
A. — Phénomènes vasculaires...................... 42
B. — Phénomènes nerveux.......................... 42
DEUXIÈME PARTIE. — PATHOGÉNIE 43
1° Siége du souffle morbilleux................... 45
§ 1. — Foyer d'auscultation...................... 45
§ 2. — Pouls veineux............................. 46
2° Mécanisme..................................... 46
3° Cause efficiente.............................. 49
4° Cause première................................ 53
TROISIÈME PARTIE. — CLINIQUE..................... 56
1° Diagnostic.................................... 56
§ 1. — Diagnostic symptomatique.................. 56
§ 2. — Diagnostic topographique.................. 58
§ 3. — Diagnostic différentiel................... 59
§ 4. — Valeur diagnostique....................... 60
2° Valeur pronostique............................ 60
3° Indication thérapeutique...................... 61
Conclusions...................................... 62
Observations..................................... 64

Mayenne, Imprimerie DERENNE. — Paris, boulevard Saint-Michel, 62.

Imprimerie A. DERENNE, Mayenne. — Paris, boulevard Saint-Michel, 52.

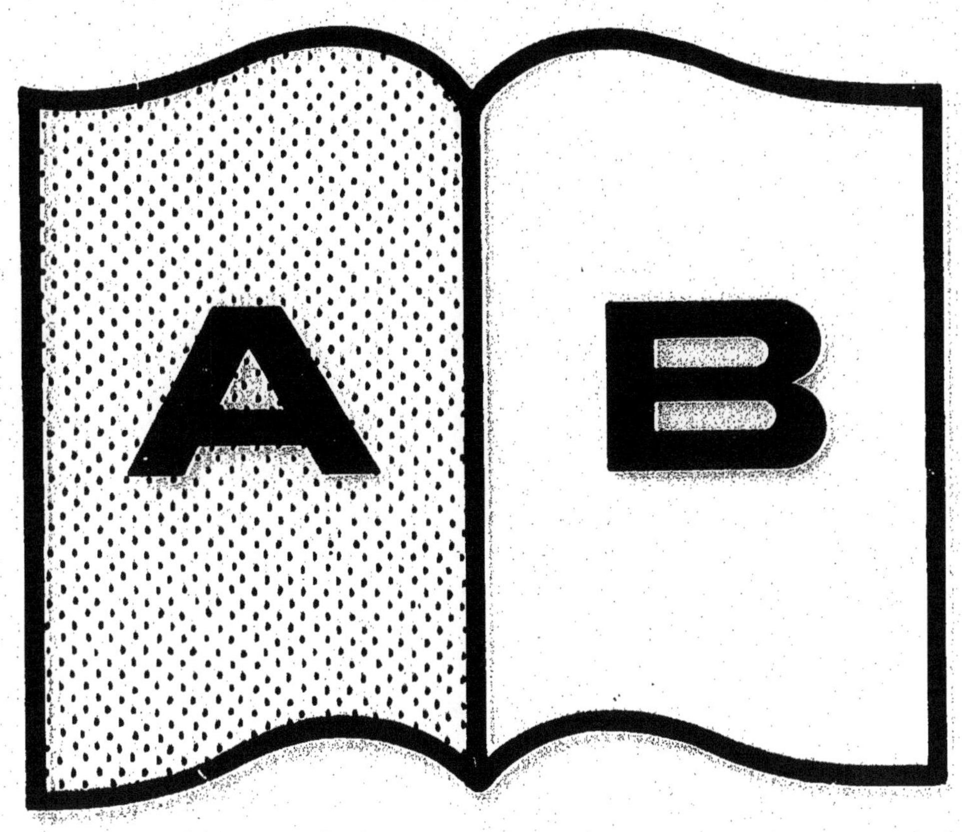

Contraste insuffisant

NF Z 43-120-14

www.ingramcontent.com/pod-product-compliance
Ingram Content Group UK Ltd.
Pitfield, Milton Keynes, MK11 3LW, UK
UKHW020931120726
13693UKWH00003B/1248

9 782016 113226